DE
L'OVARITE

PAR

Le Dr Paul DALCHÉ

Ancien interne des hôpitaux de Paris,
Médaille de bronze de l'Assistance publique.

PARIS

G. STEINHEIL, LIBRAIRE-ÉDITEUR

Successeur de H. LAUWEREYNS

2, RUE CASIMIR-DELAVIGNE, 2

1885

DE
L'OVARITE

PAR

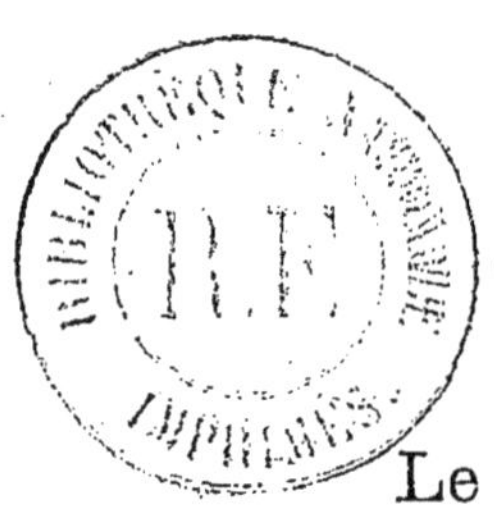

Le Dr Paul DALCHÉ

Ancien interne des hôpitaux de Paris,
Médaille de bronze de l'Assistance publique.

PARIS

G. STEINHEIL, LIBRAIRE-ÉDITEUR

Successeur de H. LAUWEREYNS

2, RUE CASIMIR-DELAVIGNE, 2

1885

DE L'OVARITE

INTRODUCTION

Lorsque, dans l'étude de la gynécologie, le médecin arrive à l'histoire de l'ovarite, il est bientôt saisi d'étonnement ; peu de sujets ont soulevé des opinions plus diverses et à la fois plus absolues.

Tenue pour très rare dans certains ouvrages, l'ovarite est au contraire proclamée comme fréquente par plusieurs écrivains. Cependant il faut faire une distinction. Tout le monde admet aujourd'hui l'ovarite secondaire, quelques auteurs se bornent à nier qu'on puisse la diagnostiquer. De nombreuses autopsies sont venues démontrer la réalité de cette lésion dans le cours de la puerpéralité, de l'infection purulente, etc. Mais ces preuves anatomiques, on le conçoit, manquent lorsqu'il s'agit de l'ovarite primitive ; on voit rarement une malade mourir de cette affection. Le plus souvent, lorsqu'on a observé des pièces probantes, elles ont été une surprise de l'amphitheâtre, et il a été fort difficile d'établir quelque corrélation entre les symptômes et les lésions.

Aussi le désaccord est-il grand :

6

« L'inflammation primitive des ovaires, disent Cornil
et Ranvier (1), indépendante de la grossesse, de la pelvi-
péritonite ou de la pyohémie, est très contestable et pour
le moins exceptionnelle.

On lit dans de Sinéty (2) :

« Pour nous, ce qui domine l'histoire de l'ovarite, c'est
la pelvi-péritonite et la lymphangite... La plupart des
soi-disant ovarites diagnostiquées pendant la vie sont
des péri-métrites ou des lymphadénites circum utérines... Dans les cas où l'organe était isolable, arrondi et
très augmenté de volume, on avait plutôt affaire à un
kyste enflammé. »

Ainsi attaquée, l'ovarite primitive a depuis longtemps,
en France et à l'étranger, trouvé d'énergiques défenseurs.
Seulement ici encore règne une nouvelle confusion ;
sous les termes les plus divers, ovarite congestive,
menstruelle, hyperhémie ovarienne (*ovarian hyperœmia*),
ovarite subaiguë, chronique, on a décrit des affections
dont la marche et les symptômes ont de grandes ressem-
blances, qui se succèdent l'une à l'autre sans différence
bien marquée, et qui sans doute ne relèvent que d'un
seul et même processus, l'ovarite essentielle.

La notion de cette maladie est de date relativement récente ; elle n'est guère étudiée que depuis les publica-
tions de Chéreau en France (1844), et de Tilt en Angleterre (1850), tandis que l'inflammation secondaire des
ovaires a été observée bien longtemps auparavant.

(1) Cornil et Ranvier. Manuel d'histologie pathologique, t. II,
p. 683.

(2) De Sinéty. Manuel de gynécologie, p. 586.

« On en trouve les premières traces, dit Boinet, dans Antoine de Jussieu (1746), Albert de Villars et Fontaine. »

Un historique de la question, aussi complet que possible, a été exposé par M. Ferrand dans son article du Dictionnaire encyclopédique. Parmi les travaux qui ont paru depuis, il faut citer une leçon clinique de M. Ferrand sur l'ovarite chronique (1) et un chapitre du traité de Lawson Tait (2).

Depuis longtemps M. Gallard insiste, aussi bien dans ses leçons qu'au lit des malades, sur l'importance de l'ovarite dans les phlegmasies péri-utérines. J'ai entrepris ce travail sous son inspiration et je lui dois d'avoir pu le mener à bonne fin. C'est dans son service et dans celui de M. Empis que pendant deux ans de mon internat, j'ai recueilli des observations et fait des autopsies. Si les premières sont assez nombreuses, les secondes sont plus rares ; mais cependant, j'ai examiné plusieurs pièces, et leur description, je l'espère, peut être de quelque intérêt pour l'étude d'une affection dont l'anatomie pathologique n'est pas encore complètement connue.

Qu'il me soit permis de remercier M. Gallard des conseils qu'il m'a donnés et de la bienveillance qu'il n'a cessé de me témoigner durant le cours de mes études.

Je suis heureux de témoigner toute ma gratitude à mes maîtres dans les hôpitaux, M. Empis, M. Gouraud et M. le professeur Richet, qui a bien voulu accepter la présidence de cette thèse.

(1) France médicale, 1883, p. 13.

(2) The pathology and treatment of diseases of the ovaries. Fourth edition, 1883.

ETIOLOGIE

L'ovarite est primitive, essentielle, ou symptomatique, secondaire.

OVARITE PRIMITIVE, ESSENTIELLE

Cette variété morbide a été fort discutée. Quelle affection peut-on désigner par ces termes, ovarite primitive ou essentielle, et quelles influences président à son évolution ? Il me sera permis d'empiéter ici sur le chapitre d'anatomie pathologique et d'exposer tout au long un fait suivi d'autopsie :

OBSERVATION I (personnelle).

Ovarite primitive.

La nommée X..., âgée de 21 ans, entre le 20 novembre 1884, salle Sainte-Marie, n° 42, à l'Hôtel-Dieu, dans le service de M. Gallard.

Cette jeune femme, manifestement strumeuse et chlorotique, a été réglée à l'âge de 14 ans. Elle n'a jamais eu d'enfant, jamais de fausse couche.

La menstruation, d'abord régulière et peu abondante, s'est modifiée dans ces derniers temps. Depuis six mois environ, le règles sont précédées de vives douleurs qui cessent dès que le sang commence à couler. En outre, la malade souffre du ventre, surtout lorsqu'elle marche, qu'elle fait un faux pas, etc. Il y a trois semaines, sous l'influence de fatigues de toute sorte, elle est prise, pendant la nuit, de violentes douleurs abdominales dont le maximum siège au-dessus de l'arcade crurale gauche. La fièvre s'allume, l'appétit disparaît ; il s'écoule du vagin une matière jaunâtre purulente, teintée de sang, et le jour de l'entrée à l'Hôtel-Dieu, voici ce que l'on constate par le *toucher* :

Le vagin est très chaud, le col de l'utérus, immobile, est porté à droite, le cul-de-sac droit presque complètement effacé.

Le cul-de-sac gauche est élargi, rempli par une tuméfaction dure, très douloureuse à la pression, sur laquelle on sent quelques battements ; cette tuméfaction se prolonge un peu dans le cul-de-sac postérieur.

Par la *palpation abdominale*, on fait naître une vive douleur dans la fosse iliaque gauche.

Traitement. — Vésicatoire, injections émollientes opiacées.

18 décembre. La malade veut sortir, l'empâtement du cul-de-sac gauche a légèrement diminué.

13 mars 1885. Elle rentre à l'Hôtel-Dieu, dans le service de M. le professeur Richet.

A la suite d'une chute, elle présente des ecchymoses multiples sous-cutanées. On ne constate aucun signe de contusion viscérale ou de fracture, mais la malade reste dans un état de semi-somnolence dont on la tire avec difficulté ; cependant les mouvements de tous les membres se font librement. La température oscille entre 37°,8 et 38°,6.

Le 21. Il se produit une série d'hémorrhagies vaginales très abondantes, mais non douloureuses ; la malade est dans le coma et meurt dans la nuit.

AUTOPSIE. — *Cerveau.* — Hémorrhagie cérébrale récente et ne paraissant pas remonter à plus d'une dizaine de jours.

Rien au *cœur* ni dans l'*aorte*.

Ecchymoses sous-pleurales généralisées.

Les *deux reins* sont affectés d'une néphrite insterstitielle très avancée.

Rien dans l'*utérus*.

Sur la *paroi vaginale*, trois petites ulcérations arrondies très superficielles.

Les *deux ovaires* présentent à leur surface des fausses membranes de péritonite adhésive qui les relient à l'utérus, aux trompes, etc. Ces fausses membranes sont localisées autour des deux ovaires et ne se retrouvent en aucun autre point du péritoine pelvien.

Les *trompes* sont augmentées de volume, flexueuses.

L'*ovaire gauche* est énorme, il a 6 centimètres de large sur 5 de haut. Le droit, du volume d'une petite noix, a basculé et reste appendu le long du bord de l'utérus, son grand axe dirigé de haut en bas ; son extrémité externe, devenue inférieure, arrive à peu près un peu au-dessus du niveau du col.

A la coupe, ces deux organes présentent des lésions fort remarquables.

Dans l'*ovaire gauche*, on trouve de nombreuses cavités ; l'une d'elles, la plus grande, grosse comme une amande, renferme un caillot sanguin noirâtre, encore fluide, tout à fait récent. Mais les autres cavités, dont la dimension varie du volume d'une tête d'épingle à celui d'un pois, contiennent : les unes une matière franchement puriforme, les autres une sorte de smegma rougeâtre. Ces dernières ne paraissent pas toutes contemporaines. Les anciennes, plus brunes et plus consistantes, s'isolent moins nettement du reste du tissu que les jeunes, plus rouges et plus friables.

L'*ovaire droit* est moins altéré ; cependant, à la coupe, il est dur ; on ne reconnaît plus deux couches distinctes : corticale et bulbaire, et on retrouve dans son épaisseur de nombreuses cavités renfermant : les unes du smegma rougeâtre, les autres de la matière puriforme. Le contenu d'une de ces dernières, dissocié et examiné au microscope, présentait de nombreuses granulations très fines, des cellules rondes (globules de pus), les unes plus ou moins granuleuses, d'autres avec un noyau ; enfin, des cellules irrégulières, polygonales et aplaties.

Examen histologique. — Les altérations de l'*ovaire droit* étant les moins avancées, nous les exposerons d'abord.

Cavités contenant du smegma rougeâtre. — Ce sont des corps jaunes dans lesquels il s'est fait un épanchement de sang. L'un d'eux nous offre des lésions évidentes : à la périphérie existe cette membrane flexueuse, colorée par le picro-carmin, comme on la voit dans tous les corps jaunes ; le centre est occupé par du sang coagulé, et il est impossible d'y reconnaître autre chose. Tout autour du corps jaune existent les traces d'une vive irritation.

Dans les autres points semblables, si les lésions ne sont pas aussi nettes, on retrouve toujours un fait dominant, l'hémorrhagie.

Cavités contenant de la matière puriforme. — Les parois de ces cavités sont formées par des noyaux embryonnaires accumulés sur une assez large épaisseur ; à l'intérieur sont restées quelques agglomérations de globules de pus.

Mais ces parois ne se ressemblent pas toutes : dans les unes on ne voit absolument que des noyaux embryonnaires ; au contraire, dans d'autres, au milieu de ces noyaux ou tout à fait près de la cavité, on voit une bande de coloration toute différente, rosée, flexueuse, irrégulière, ondulée, en tout semblable d'aspect à celle qui existe autour d'un corps jaune déjà assez vieux. Cette bande flexueuse fait tout le tour de la cavité sur certaines préparations, se montre sur d'autres seulement dans une petite longueur.'

Enfin, dans la couche ovigène, on constate, *par places, des follicules de de Graaf*, encore nombreux *et nullement altérés*.

Pour l'ovaire gauche, les lésions sont les mêmes : hémorrhagies évidentes dans des corps jaunes ; cavités contenant du pus, à parois formées de noyaux embryonnaires sur une grande épaisseur (toutefois sans qu'on puisse y voir une bande flexueuse comme pour l'ovaire droit). Tissu fibreux en abondance. Il est impossible de reconnaître rien de la structure de l'ovaire.

Mais, point très important, sur dix-huit préparations, nous n'avons pu trouver *qu'un seul follicule de de Graaf.*

Dans l'histoire clinique de cette femme il faut distin= guer deux lésions : l'une, ancienne, l'ovarite, ayant dé- buté sans cause appréciable depuis longtemps, rend la menstruation douloureuse et occasionne de vives souf- frances pelviennes; l'autre, plus récente, la phlegmasie, provoquée par des fatigues de toute sorte, s'est dévelop- pée autour de l'ovaire gauche déjà malade. Mais cette phlegmasie est rapidement entrée en résolution, tandis que l'affection première a persisté.

A l'autopsie, on vérifie que les deux ovaires sont at- teints. Leur inflammation a retenti sur les tissus envi- ronnants, car leur surface est recouverte de quelques fausses membranes ; les traces de péritonite adhésive exactement circonscrites autour d'eux, sont tellement minimes comparées aux altérations ovariennes, qu'il est impossible de ne pas conclure que l'ovarite est la cause, et la lésion péritonéale l'effet.

L'examen anatomique nous montre de nombreux corps jaunes pleins de sang. Ces épanchements sanguins sont certainement la manifestation d'un trouble morbide, car « il est facile, disent Cornil et Ranvier (1), de distin- guer ces productions pathologiques; il n'y a jamais à l'état normal qu'un seul follicule qui contienne du sang,

____

(1) Manuel d'histologie pathologique, t. II, p. 683.

c'est celui de la dernière menstruation. » D'autre part, il existe des cavités contenant de la matière puriforme ; sur les parois de quelques-unes d'entre elles, se voit encore au microscope la membrane flexueuse d'un corps jaune, et, si cette membrane ne se retrouve pas autour de tous les abcès, il est au moins permis de penser qu'elle a disparu, étouffée par la prolifération embryonnaire.

Ainsi la maladie se manifestait indifféremment sur ces deux ovaires par deux sortes de lésions ; le travail de l'ovulation, au lieu de s'accomplir d'une façon normale, s'accompagnait d'un épanchement de sang ou de pus dans l'intérieur du corps jaune. Ces deux altérations se rencontrent bien souvent ensemble lorsqu'on dépouille les cas d'ovarite qui ont été publiés. Et pour n'en citer qu'un seul : De Scanzoni, dans son observation reproduite partout, à côté de véritables abcès, constata des vésicules contenant, les unes du sang noir, d'autres un liquide sanieux séro-sanguinolent.

Y a-t-il là des phénomènes qui doivent nous étonner ? L'ovaire se congestionne physiologiquement tous les mois ; s'il devient malade, la congestion physiologique dépasse ses limites, l'inflammation lui succède, et sous son influence dans le follicule de de Graaf, venant de chasser son ovule, se fait une hémorrhagie ; un degré de plus, et il se forme une collection purulente. Des faits absolument analogues se passent dans d'autres organes et sont admis par tous les anatomo-pathologistes.

Bon nombre de cas, sans doute, publiés sous le titre d'apoplexies ovariennes vésiculaires doivent être rap-

portés à l'ovarite. A côté de ces prétendues apoplexies
se retrouvent des traces d'un travail inflammatoire.
« Les hémorrhagies folliculaires coïncident parfois avec
des adhérences de l'ovaire, avec de la péritonite adhésive chronique (1). » Bien plus, tout près d'elles il s'est
formé du pus. Dans une observation présentée par Ca-
resme à la Société anatomique, avec une apoplexie de
l'ovaire droit existaient deux abcès dans l'ovaire gauche.
« Il semble bien, dit M. Ferrand, que le processus con-
gestif qui avait abouti d'un côté à l'inflammation et à la
suppuration était le même qui, du côté opposé, avait
abouti à l'hémorrhagie. » Horder, Moldenhauer et Lan-
gerhans regardent les faits recueillis par Léopold comme
attribuables à l'ovarite plutôt qu'à l'apoplexie (2).

L'ovarite primitive, essentielle, est due à une maladie
de l'ovulation ; celle-ci s'accomplit d'une façon défec-
tueuse, et c'est pour cela que l'ovarite primitive n'a jamais été signalée que chez des femmes réglées. La jeune
fille qui ne l'est pas, la vieille femme qui ne l'est plus
n'en sont jamais atteintes. L'affection ainsi comprise, on
s'explique, d'une part, l'exagération des symptômes au
moment de la menstruation, et de l'autre ces phénomènes d'alternance rapportés par les gynécologistes,
frappés de voir les signes douloureux passer brusquement sans motif d'un côté à l'autre.

Du reste, cette opinion a été émise et discutée pour la
première fois, il y a déja longtemps. Tilt, en particulier,

(1) Cornil et Ranvier.
(2) Revue des sciences médicales, 1883.

dans ses travaux sur l'ovarite subaiguë, pensait que la dysménorrhée est souvent le résultat d'une ovulation morbide. Aran admettait avec peine cette ovulation morbide sans inflammation appréciable de l'utérus et de son col, et sans apparence de pseudo-membranes dans les règles.

L'ovarite primitive provoque-t-elle toujours, dans tous les cas, un épanchement de sang et de pus dans les corps jaunes au moment de la ponte ovulaire ? Et ne peut-elle exister sans se manifester fatalemeat par ces deux lésions ? Les preuves anatomiques manquent absolument. Toutefois, il ne paraît pas impossible qu'une ovulation morbide, pénible, ne s'accompagne simplement que d'une très vive congestion sans entraîner après elle des altérations plus avancées. (Et nous retrouvons ici, les ovarites congestives menstruelles, les hyperhémies ovariennes des divers auteurs.) Mais, spontanément ou sous l'influence d'une des causes énumérées plus loin, l'hémorrhagie ou la suppuration peuvent survenir tout à coup.

Dans des cas encore assez fréquents, au début de l'affection qui nous occupe, il est impossible de trouver une cause appréciable. Dès sa puberté, ou peu de temps après, une jeune fille est atteinte d'ovarite, et malgré les soins les mieux dirigés, malgré des précautions de toute sorte, elle peut en souffrir de longues années, quelquefois même aussi longtemps qu'elle sera réglée, tantôt d'une façon presque continue, tantôt avec des périodes de répit. Vainement cherche-t-on quelques influences à incriminer, la maladie évolue comme si elle faisait naturellement partie de la vie génitale de la femme. Ces faits-là doivent dépendre d'une anomalie anatomique ou physiologique dans le travail de l'ovulation. Mais quelle est cette anomalie ? Est-ce un excès de congestion, comme le veut Simpson ? Les ovisacs situés à une trop grande profondeur ne peuvent-ils que péniblement expulser leur ovule, ainsi que le pense Scanzoni ? ou bien faut-il l'attribuer avec Chéreau à des adhérences non habituelles du follicule ? Le professeur Robin a décrit des caillots sanguins qui sont le résultat de la maturité d'un ovule développé en un point trop éloigné de la surface de l'ovaire pour avoir pu s'en détacher. « Il est possible, dit Bischoff, que parfois le follicule augmente de volume sans s'ouvrir, et qu'un œuf vienne à maturité sans sortir de la vésicule.... Cela peut tenir à la situation profonde du follicule dans le tissu de l'ovaire, à l'épaisseur de la membrane propre de l'ovaire, à l'insuffisance de la sécrétion qui se fait dans le follicule et qui ramollit ou perfore ses parois..... Les douleurs ressenties par la femme sont peut-être un signe de la manière imparfaite dont la fonction s'est accomplie. » Cette idée de Bischoff a été de nouveau étudiée et reprise par M. Gallard.

Il faut se hâter de le dire, dans nombre d'observations on a constaté une cause. D'abord, surtout au moment de la puberté, existent des influences prédisposantes ; une constitution délicate, nerveuse, des antécédents strumeux ou tuberculeux, et enfin le mode d'éducation lui-même. Sur cette dernière matière, on le conçoit, il ne m'est permis que de faire des citations. Lorsque Lawson

Tait arrive à l'étiologie de cette forme qu'il appelle l'hyperbémie ovarienne, le chirurgien de Birmingham s'en prend en particulier à la musique; il l'accuse d'obliger la jeune fille, au moment de son développement sexuel, à rester assise, pour jouer du piano, dans une position fatigante, le dos sans appui pendant plusieurs heures; elle peut être, en outre, la source d'émotions trop vives. Et plus loin, il ajoute : « C'est peut-être une pure coïncidence, mais j'ai remarqué cette affection surtout chez les jeunes filles qui n'ont pas de frères, ou qui ont des frères plus jeunes qu'elles-mêmes; et je suis presque certain qu'il est grand dommage pour beaucoup de jeunes filles de vivre dans une rigide retraite sociale, loin de la société des jeunes gens. Sous une surveillance convenable, aucun mal ne pourrait survenir de rapports moins restreints entre garçons et filles à leur période critique; il me semble que c'est un mauvais plan d'élever une large barrière entre les deux sexes au moment où ils doivent commencer à se comprendre eux-mêmes et l'un l'autre; et par des relations innocentes, beaucoup de périls seraient évités qui, plus tard, les assailliront lorsque surviendront des rapports inaccoutumés à un âge où l'instinct prend le dessus. » Qu'il ait ou non conscience de lui-même, quelles que soient ses incitations, lorsque cet instinct parle, à sa voix tout le système pelvien se congestionne. Sous des influences analogues et sous d'autres encore plus directes, l'ovarite atteint la jeune mariée qui commence une vie nouvelle; si des malades voient leur état s'améliorer grandement au moment du mariage, d'autres le voient s'aggraver et « leur santé finit par être entièrement ébranlée. »

Cette congestion prémonitoire de la maladie est aussi provoquée par l'usage de la machine à coudre (Guibout), surtout la machine à deux pédales (Gallard). L'impression du froid supprimant brusquement les règles, un traumatisme même léger pendant la menstruation «peuvent en augmentant la congestion ovarienne devenir des causes occasionnelles de l'ovarite (Gallard) ».

Par un mécanisme identique, les affections du col de l'utérus, métrite chronique, cancer, retentissent sur l'ovaire d'après la plupart des auteurs. M. Ferrand rapporte une observation indiscutable et l'explique par des inflammations sympathiques ; ces cas-là ne doivent pas être fréquents.

La métrite chronique est le fond des consultations gynécologiques, et le cancer ne fait pas défaut ; cependant je n'ai rencontré que cinq ou six malades dont l'histoire puisse rentrer dans cet ordre d'idées : c'étaient toutes des femmes présentant des ulcérations du col avec ou sans flexion utérine et une ovarite. Encore, pour la plupart d'entre elles, paraissait-il bien difficile d'établir de ces deux lésions quelle était la première en date ; sans croire à une pure coïncidence, on devait aussi bien se demander si l'affection utérine ne dépendait pas des altérations ovariennes. L'ovarite accompagne aussi la métrite aiguë (voir obs. de Brossard).

Une variété toute particulière d'ovarite primitive est admise dans presque tous les ouvrages, c'est l'ovarite primitive provoquée par des coups portés dans la fosse iliaque, des chutes sur le siège ou l'abdomen, etc... Cette variété est fort rare.

OVARITE SECONDAIRE

L'ovarite secondaire reconnaît plusieurs causes :

En premier lieu, la puerpéralité, les accouchements, les avortements. M. Boinet rapporte plusieurs statistiques qui montrent la fréquence de l'ovarite puerpérale, la seule admise autrefois. Avec les idées que nous avons aujourd'hui sur l'étiologie parasitaire, microbienne, des maladies infectieuses, il semble difficile, malgré l'opinion de Hervieux, de ne pas admettre que cette ovarite est toujours consécutive, soit qu'elle succède à de l'adéno-lymphite (Lucas-Championnière), ou à des embolies veineuses, etc.

Puis viennent les traumatismes utérins, extirpations de polypes, injections intra-utérines (Leroy d'Etiolles), etc

L'ovarite blennorrhagique citée pour la première fois par Dominique Panaroli (1652), étudiée par Ricord, n'est plus contestée aujourd'hui par la plupart des auteurs ; le seul point encore en litige est sa fréquence relative.

Elle se développe par continuité de l'inflammation à la muqueuse utérine et à la trompe ; et se montre vers la troisième, quatrième, cinquième semaine, d'après MM. Bernutz et Fournier.

L'influence du rhumatisme paraît certaine. M. Gallard expose dans ses cliniques un fait des plus probants. Une

P. Dalché.   2 malade de Lawson Tait fut prise d'ovarite aussitôt après la disparition des phénomènes articulaires ; elle mourut d'embolie cérébrale, et on trouva « les ovaires gros, mous, couverts de lymphe, pointillés de follicules élargis, et entourés d'un péritoine épaissi ».

L'ovarite syphilitique a été observée par le professeur Richet et décrite par M. Lancereaux.

Les fièvres éruptives peuvent aussi entraîner l'ovarite. Elle a été signalée dans la variole par Béraud en 1859; Lawson Tait l'a vue dans le cours de la scarlatine, et on lira plus loin un cas d'ovarite suite de rougeole (obs. II).

Les oreillons qui ont de si grandes analogies avec les fièvres éruptives ont le même retentissement. Des faits de métastase ourlienne sur l'ovaire sont réunis dans la thèse de Scaglia, et « considérés comme problématiques par nombre d'auteurs, ils sont pourtant significatifs (Ferrand) ».

Dans une communication faite à l'Académie le 23 juin 1885, au sujet des microbes, bâtonnets et zooglées des oreillons, M. Ollivier trouve dans la nature parasitaire de cette maladie la raison de ses diverses complications et en particulier de ces phénomènes connus sous le nom de métastases sur les ovaires, les testicules, etc. Ce sont des localisations secondaires dues au plus ou moins grand nombre de microbes, et à l'intensité de leur nocivité. On pourrait en dire autant pour toutes les maladies causées par des micro-organismes; mais ce sont des travaux encore à l'etude et je ne puis que les signaler.

Enfin, P. James, de Londres, a constaté une relation entre l'angine tonsillaire et l'ovarite, et Desnos (Dict. de Méd. et de chirurg. pratique) ajoute qu'il s'agit bien là d'angine sans oreillons. Les observations du médecin anglais sont du reste tout à fait acceptables, si l'on considère la nature infectieuse de certaines amygdalites qui s'accompagnent d'un état général des plus graves, d'albuminurie, de pseudo-rhumatismes, etc.

La tuberculose de l'ovaire n'est pas, à proprement parler, une ovarite; mais comme elle provoque des phlegmasies péri-ovariennes semblables à celles qui se montrent dans le cours des inflammations non spécifiques de l'organe, on ne saurait la passer sous silence. Cette ovarite tuberculeuse, dont plusieurs exemples chez les enfants ont été rassemblés par Talamon, est moins fréquente chez l'adulte que la salpingite; débutant ordinairement dans le cours de la phthisie pulmonaire, elle peut être primitive (voir obs. VI) et devenir le point de départ d'une tuberculose généralisée.

ANATOMIE PATHOLOGIQUE

L'ovaire enflammé augmente de volume; ses dimensions acquièrent jusqu'à 5 et 6 centimètres dans tous les
sens; sa consistance devient molle, œdémateuse. Rendu
plus lourd, il se précipite dans le cul-de-sac péritonéal
et reste appendu le long de l'utérus (voir obs. I) qu'il entraîne parfois en rétroversion (Rigby); son extrémité externe alors inférieure arrive rarement au niveau du mu-
seau de tanche. Aran en a donné la raison suivante.
Lorsqu'il se tuméfie, l'ovaire s'insinue dans l'épaisseur
du ligament large, et sous l'influence de l'inflammation,
celui-ci se raccourcit. Très souvent les deux ovaires
sont atteints, mais presque toujours alors les lésions
sont plus considérables à gauche; du reste l'ovarite
gauche est de beaucoup la plus fréquente. Mais si tous
les gynécologistes sont d'accord sur ce point, ils diffèrent
grandement dans les explications qu'ils proposent :
pour les uns, la tête du fœtus dont les positions occipito-
iliaques gauches sont les plus nombreuses, comprimerait
les organes du petit bassin, et en particulier l'ovaire;
ils oublient que la plupart des malades n'ont jamais eu
et n'auront jamais d'enfants; les autres veulent que l'S
iliaque entrave la circulation de la veine ovarique. En
outre la veine utéro-ovarienne gauche se jetant à angle
droit dans la veine rénale, le sang circule plus difficilement, et les congestions sont favorisées de ce côté. On

pourrait en un mot rapporter presque tout ce qui a été dit à propos du varicocèle.

L'inflammation retentit sur le péritoine, des néo-membranes se forment et font adhérer l'ovaire aux organes environnants ; exactement circonscrites d'abord autour de lui, on les trouve, à la suite d'ovarites intenses ou anciennes, étendues à toute la séreuse pelvienne. La trompe, à son tour, participe au processus, et à peu près toutes les relations d'autopsie mentionnent la salpingite.

On a décrit des ovarites péritonéales, vésiculaires, parenchymateuses ; des phases de congestion, de ramollissement rouge, ramollissement gris, fonte putrilagineuse. Le péritoine n'existe pas autour de l'ovaire, et la première variété est au moins mal dénommée ; ensuite il est impossible que la lésion se localise exactement autour d'un follicule ou sur un point du stroma sans que le reste du tissu ne participe dans une certaine part à l'inflammation. Il me paraît plus conforme aux lois de l'anatomie pathologique générale de considérer à l'ovarite un stade d'inflammation simple pouvant aboutir à un stade de suppuration.

Stade d'inflammation simple. — L'ovaire volumineux est mou, imbibé de liquide ; sa périphérie offre de nombreuses arborisations vasculaires et même des taches ecchymotiques. Lorsqu'on l'incise, il s'écoule un liquide sanguinolent et la surface de la coupe présente les traces d'une vive congestion : pointillé hémorrhagique et, par places, teinte apoplectique.

Au microscope on voit les vaisseaux dilatés gorgés de globules sanguins ; de nombreuses cellules embryonnaires se sont infiltrées dans tous les sens, mais elles sont agglomérées de préférence autour des vaisseaux et des corps jaunes.

L'observation suivante résume à peu près les lésions de cette période :

OBSERVATION II (personnelle).

Rougeole grave ; broncho-pneumonie ; mort. — Ovarite inflammatoire.

La nommée Ch..., âgée de 20 ans, accouchée depuis cinq mois et nourrice aux Enfants-Assistés, est prise, le 24 décembre 1884, d'angine simple avec céphalalgie, perte d'appétit et quelques épistaxis.

Le 26, elle a les yeux larmoyants, du coryza, et, le 27, une éruption rubéolique intense.

Le front est légèrement œdématié, ainsi que les paupières.

Les jours suivants, elle tousse, devient agitee, a de la diarrhée, du délire. La température s'élève à 42°, et la malade meurt, le 6 janvier, de broncho-pneumonie double.

Pendant la vie, aucun signe n'avait attiré l'attention du côté des organes génitaux et la constatation anatomique des lésions ovariennes fut une surprise de l'autopsie.

Les deux ovaires sont volumineux, de consistance un peu molle ; leurs diamètres sont augmentés dans tous les sens, le transversal mesurant de 5 centimètres à 5 cent. 1/2. Nous les coupons suivant leur grand axe, et tout d'abord nous sommes frappé par deux faits : en premier lieu, l'extrême congestion de l'organe ; sur plusieurs points, outre les vaisseaux assez importants, on voit un piqueté hémorrhagique ; près du hile, la teinte devient franchement apoplectique.

En outre, nous constatons l'existence de petites cavités assez nombreuses remplies par une matière concrète qui n'est pas du pus ; ces cavités, dont le volume varie de la grosseur d'une tête d'épingle à celle d'une petite lentille, sont disséminées irrégulièrement ; mais la grande majorité siège à la périphérie, empiète largement sur la couche ovigène, quelques-unes n'étant séparées de la surface de l'ovaire que par une coque d'une extrême minceur. Leurs parois sont lisses, assez nettement arrondies. A n'en pas douter, pour toutes ces raisons, ces cavités ne sont autres que des follicules ou des corps jaunes distendus.

Au *microscope*, la lésion dominante est encore la congestion des vaisseaux, surtout dans la portion bulbaire ; dilatés, ils sont gorgés de globules sanguins. De plus, on remarque une grande quantité de noyaux embryonnaires qui se voient sur toute la surface de la coupe, mais agglomérés de préférence en certains points : 1° autour des vaisseaux dont ils infiltrent les tuniques par places ; 2° autour des corps jaunes ; 3ᶜ autour des cavités, où ils sont extrêmement nombreux sur une grande épaisseur. La paroi unie de ces cavités est limitée par de minces tractus fibrillaires (qui manquent en de nombreux endroits) et ne présente pas les traces d'une inflammation suppurative.

L'examen de leur contenu ne renseigne guère sur sa nature. Par dissociation, on n'obtient que de petites granulations sans aucun élément figuré, ni globule du sang, ni leucocyte, ni cellule. Sur des coupes, on constate la présence de fibrine.

Dans la couche ovigène, les lésions sont moins accentuées, mais il existe encore des vaisseaux remplis de sang. Les vésicules de de Graaf sont nombreuses, nettes et nullement altérées.

Au milieu de cette poussée inflammatoire, les ovisacs subissent parfois de légères altérations ; une petite quantité de liquide s'accumule dans leur intérieur, leur épithélium se tuméfie et se trouble, et Pernice prétend que le contenu de l'ovule lui-même devient trouble (*Real*

Enciclopedy d'Eulemburg, t. IV, p. 339). Il ajoute que les follicules de de Graaf se remplissent aussi d'une masse granuleuse; West attribue au processus inflammatoire la transformation des ovisacs en corpuscules blanchâtres, friables, atteignant environ le volume d'un pois. Lebedinsky (cité par Lawson Tait) a trouvé dans les ovaires d'une fille morte de rougeole la grande majorité des follicules pleins d'une matière finement granuleuse et sans structure; une lésion absolument analogue existait chez cette nourrice dont j'ai rapporté l'histoire plus haut. Il faut donc bien distinguer de la suppuration ce résultat du travail inflammatoire; dans certains cas l'ovisac se dilate et se remplit d'une matière granuleuse qui n'est pas du pus (mais sans doute le résultat de la désagrégation de son contenu).

Stade de suppuration. — Comme cela a été dit à propos de l'ovarite essentielle, la suppuration coïncide fréquemment avec l'hémorrhagie. A côté de véritables abcès se voient des cavités renfermant des débris hématiques. — Je ne reviendrai pas sur ce point. — Dans l'ovarite secondaire, le processus n'est pas le même, mais souvent aussi les collections purulentes sont teintées de sang, sanieuses et sanguinolentes.

La suppuration qui, dans l'ovarite essentielle, débute toujours par un follicule subissant ou venant de subir le travail de l'ovulation, peut, dans l'ovarite secondaire, commencer par un pareil follicule ou un corps jaune, par un follicule n'ayant pas encore subi ce travail, ou bien par le stroma, pour envahir ensuite tout l'organe.

1°. Lorsque la suppuration débute par des follicules n'ayant pas encore subi le travail de l'ovulation, elle en atteint d'habitude un grand nombre à la fois. On ne saurait mieux décrire cette variété qu'en rapportant une partie de l'observation de Darolles (1) : « Sur la coupe de l'ovaire on aperçoit un semis cohérent de petits points abcédés. Ces collections purulentes miliaires sont séparées les unes des autres par du tissu interstitiel vivement congestionné. En certains points on rencontre des abcès d'un volume plus considérable, résultant probablement de la fusion de deux ou plusieurs abcès miliaires.

A un faible grossissement, on n'aperçoit que quelques rares follicules, encore reconnaissables à leur paroi externe à double contour, et à leur contenu granuleux. Mais le plus grand nombre a disparu et est représenté par les abcès miliaires dont nous avons parlé. A un grossissement plus fort, on constate des signes d'inflammation commençant dans les follicules qui ne sont pas entièrement détruits. Ces derniers sont augmentés de volume et mesurent de 1 à 2 millimètres. Augmentation du nombre des cellules, *épanchement de sang reconnaissable à la présence de quelques cristaux d'hématine*, telles sont les causes probables de la distension des follicules. »

2° L'observation I (ovarite essentielle) est un exemple de suppuration se produisant dans un follicule en évolution.

Par un processus tout différent la formation du pus

(1) Annales de gynécologie, t. VI.

peut débuter dans un corps jaune, ainsi que le montre le fait suivant :

OBSERVATION III (personnelle).

Puerpéralité ; abcès dans un corps jaune.

La nommée Dam..., âgée de 26 ans, entre, le 8 janvier 1885, à l'Hôtel-Dieu, dans le service de M. Empis. Multipare, enceinte d'environ huit mois, elle a une insertion vicieuse du placenta qui provoque de graves hémorrhagies. L'enfant naît mort, et la malade succombe le 15 janvier à de l'infection puerpérale.

A l'autopsie, on trouve une péritonite purulente généralisée, la rate diffluente et des infarctus dans les deux poumons. L'ovaire droit est volumineux, d'une grande mollesse ; il paraît comme infiltré d'œdème et ne présente pas d'injection sanguine. Dans son épaisseur, on constate une collection purulente du volume d'un gros pois.

Examen histologique. — L'abcès siège dans un corps jaune qu'il occupe en totalité ; voici comment se présentent les lésions : la paroi du corps jaune est flexueuse, plissée, avec de nombreuses ondulations comme lorsqu'elle revient sur elle-même pour combler la cavité de l'ovisac venant de vider son contenu à l'extérieur ; mais, dans ce dernier cas, les flexuosités sont très voisines les unes des autres, tandis que sur notre pièce elles sont plus larges, plus éloignées, à cause de la pression excentrique qu'elles ont subies. Cette paroi est très nette, tranchant vivement par sa couleur rose sur le reste de la coupe ; son épaisseur, considérablement augmentée, est telle qu'à l'œil nu elle est visible par transparence sur la préparation.

Le corps jaune a sa cavité remplie par des globules de pus. A l'extérieur, il est entouré par une zone de granulations embryonnaires, de cellules conjonctives et, plus loin, par du tissu conjonctif fasciculaire assez épais.

Les vaisseaux ne sont pas congestionnés et, dans la couche ovigène, les vésicules de de Graaf sont normales.

3° Enfin la suppuration peut débuter en un point du stroma, comme dans l'observation suivante présentée par Métaxas à la Société anatomique. Mon excellent collègue a bien voulu m'abandonner la pièce dont j'ai fait l'examen histologique :

OBSERVATION IV (inédite).

Une femme de 40 ans entre, en 1884, à la Pitié, dans le service du professeur Verneuil, pour un fibrome utérin du volume d'une tête d'enfant de deux ans.

On lui fait des piqûres d'ergotine qui amènent d'abord un mieux sensible. Mais ensuite surviennent des frissons répétés, en même temps qu'une suppuration fétide s'écoule par le col utérin.

Les jours suivants, on constate une phlébite de la veine crurale et de l'aphasie avec hémiplégie droite. La malade meurt dans l'espace d'un mois.

Autopsie. — Le fibrome, très volumineux, comprime les uretères qui sont dilatés ainsi que les reins. Outre la phlegmatia de la crurale, on trouve des traces évidentes de phlébite dans les veines utérines et hypogastriques et dans la veine rénale gauche ; de plus, une thrombose d'un sinus crânien avec lésion cérébrale par voisinage.

La trompe de Fallope droite est remplie de pus. L'ovaire gauche, mesurant 5 centimètres dans tous ses sens, contient une collection purulente considérable. Les parois de l'abcès, larges de 1/2 à 1 centimètre, sont constituées par le tissu même de l'organe ; résistantes, scléreuses, elles crient sous le scalpel.

Au microscope. — Ces parois ne rappellent en rien la structure de l'ovaire. Elles sont formées de tissu fibreux très dense, et, malgré des coupes nombreuses, on ne peut y voir un seul ovisac, mais bien un unique corps jaune en un point de la périphérie.

Sans nul doute une embolie septique arrêtée dans le système vasculaire était la cause de cet abcès qui, à la longue, avait transformé l'ovaire en une poche fibreuse.

Une erreur de diagnostic anatomique pourrait être parfois commise, si l'on prenait de petits kystes suppurés pour des ovarites, et en particulier des ovarites parenchymateuses. La confusion est facile à éviter, il suffit de signaler le fait.

OVARITE CHRONIQUE.

L'ovarite chronique succède à l'ovarite aiguë ou s'établit d'emblée.

1° Lorsqu'elle succède à l'ovarite aiguë, les noyaux embryonnaires sont remplacés par du tissu fibreux qui étouffe les ovisacs et double ou triple le volume de l'organe malade. Mais, comme le fait remarquer si justement M. Gallard, au lieu d'être hypertrophique, le processus est très souvent atrophique, et, à côté de gros ovaires fibro-cartilagineux, on en voit de tout petits, absolument scléreux, dans lesquels les follicules ont disparu comprimés par le tissu conjonctif (1).

(1) Voir l'observation de Bouveret. Annales de gynécologie, t. IV.

2º *Ovarite chronique d'emblée.* — Cette variété reconnaît des causes diverses. Avec Cornil et Ranvier, « on peut considérer comme dépendant d'une ovarite interstitielle chronique la formation du tissu fibreux dur et dense qui succède aux congestions ovariques répétées et à l'évolution rétrogradé des follicules de de Graaf. » De même une néoformation conjonctive entraînant l'induration de l'ovaire, résulte de la stase veineuse dans les maladies du cœur.

Une prolifération fibreuse d'origine vasculaire peut encore se développer sous l'influence d'une cause générale, comme dans les deux faits suivants :

Dans une séance du mois de mars 1884 (1), M. Norman Moore présenta à la Société pathologique de Londres les ovaires d'une femme de 42 ans, morte de cirrhose hépatique. Le volume de ces ovaires était augmenté, leur surface lisse. Au microscope on voyait un grand épaississement de la tunique albuginée (?) et du tissu cellulaire péri-vasculaire. De nombreux follicules de de Graaf, de dimensions diverses, apparaissaient plus ou moins comprimés.

OBSERVATION V (personnelle).

La nommé G... (Marie), âgée de 32 ans, cuisinière, entre le 2 octobre 1884, salle Sainte-Anne, nº 3, à l'Hôtel-Dieu, dans le service de M. Empis.

Cette malade présente tous les symptômes d'une cirrhose atro-

(1) Gaz. hebd., 18 avril 1884.

phique du foie avec ascite. Mariée, elle n'a jamais eu d'enfants, et depuis sept mois n'a pas vu ses règles.

Morte le 13 octobre.

Autopsie. Cirrhose atrophique type. Les reins sont légèrement altérés et leur capsule adhère à la substance corticale. Les *ovaires* sont considérablement augmentés de volume, le gauche surtout. La surface de ce dernier présente des sinuosités, des sillons dont l'aspect ne saurait être mieux comparé qu'à celui des circonvolutions cérébrales. L'ovaire droit est plus lisse et moins volumineux. En faisant une coupe on s'aperçoit que l'organe est accru aux dépens du stroma, de la portion bulbaire; la couche ovigène est à peu près normale.

A l'examen microscopique du stroma, ce qui frappe tout d'abord, c'est la quantité de tissu conjonctif; faisceaux onduleux entrecroisés, parsemés de noyaux très nombreux, épais surtout autour des vaisseaux et des corps jaunes. Dans la couche périphérique, les ovisacs sont extrêmement rares; il a fallu faire de nombreuses préparations pour en trouver. Sur une coupe, on en voit deux qui ne paraissent pas altérés, mais tout autour de leur paroi les noyaux se montrent beaucoup plus nombreux qu'en tout autre point de la préparation.

La cause qui a produit la cirrhose du foie par l'intermédiaire des vaisseaux ne pourrait-elle avoir le même effet sur un organe aussi vasculaire que l'ovaire ?

L'artério-sclérose doit sans doute aussi retentir de la même façon.

Lawson Tait admet deux variétés d'ovarite chronique : l'une est l'infiltration fibreuse, l'autre est caractérisée par de nombreux petits kystes. Sous l'inspiration de M. le Dr Quénu, chirurgien des hôpitaux, j'ai fait quelques recherches, et de l'examen d'un certain nombre de pièces, il résulte que cette idée de l'auteur anglais me paraît vraie.

A l'état normal, le corps jaune en voie d'évolution régressive est graduellement envahi par du tissu conjonctif, et il ne reste bientôt plus qu'une cicatrice. Il n'en est pas toujours ainsi; on trouve parfois le corps jaune entouré d'une zone fibreuse assez large, d'un anneau conjonctif tranchant nettement sur le reste du tissu ; il s'est fait là une véritable cirrhose péri-folliculaire. Cette lésion, je ne l'ai rencontrée que sur des ovaires présentant ces petits kystes connus sous le nom de kystes vésiculaires. Il semble donc que cette zone fibreuse empêche le corps jaune de revenir complètement sur lui-même, de combler sa cavité, et favorise ainsi la formation d'un kyste. Cette hypothèse a pour base quelques preuves anatomiques. Sur une préparation de M. Quénu, dans la paroi d'un kyste apparaissent encore des cellules de l'oariule. Et des coupes, faites sur les ovaires d'une femme morte du choléra dans le service de M. Empis, m'ont fait voir la paroi de plusieurs kystes se continuant avec la membrane flexueuse d'un corps jaune.

La tuberculose de l'ovaire, plus fréquente qu'on ne le croit, est presque constamment accompagnée de la tuberculose des trompes.

Elle affecte deux formes :

1° Une infiltration granulique, qui est assez rare; les granulations peuvent exister dans tout l'organe, mais on les observe surtout à la périphérie.

2° La tuberculose en foyers. L'ovaire présente des tubercules à toutes les périodes de leur évolution : granulations grises, tubercules volumineux, crus ou ramollis. A un degré plus avancé de la maladie, de véritables cavernes se creusent dans le parenchyme et finissent par s'ouvrir dans un des organes environnants.

Ordinairement secondaire, la tuberculose ovarienne peut être primitive, et l'observation suivante en est un remarquable exemple :

OBSERVATION VI (personnelle).

Ovarite tuberculeuse double primitive. Méningite tuberculeuse.

La nommée B.... (Anaïs), âgée de 19 ans, entre le 23 août 1884, saile Sainte-Marie, n° 41, à l'Hôtel-Dieu, dans le service de M. Gallard.

Cette jeune fille a été réglée pour la première fois à l'âge de 11 ans; depuis, les règles ont toujours été peu abondantes, irrégulières, avec des suspensions de deux ou trois mois et précédées sept ou huit jours avant leur apparition de douleurs très vives.

A l'âge de 14 ans, elle a eu une pleurésie gauche dont elle s'est difficilement rétablie.

Au mois de juin 1884 elle a, pour la première fois, des rapports sexuels; le 20 juillet, elle attend ses règles qui ne viennent pas et se croit enceinte.

15 août. A la suite d'un pénible voyage, la malade ressent de violentes douleurs abdominales, et le 20 ses règles font encore défaut.

Le 23. Elle entre à l'Hôtel-Dieu, et on constate alors au toucher de l'empâtement tout autour de l'utérus avec prédominance dans les ligaments. Le ventre est un peu tendu, ballonné. Rien à l'auscultation des poumons. Souffle anémique dans les vaisseaux du cou.

Traitement. — Ventouses scarifiées ; onctions mercurielles belladonées. Cataplasmes.

15 septembre. Phlegmatia de la jambe droite.

Le 20. Phlegmatia de la jambe gauche.

2 octobre. L'œdème remonte jusqu'au niveau de la crête iliaque. Le ventre est toujours ballonné et douloureux.

Traitement. — Toniques, vésicatoire.

Le 9. *Toucher.* — Le col utérin est attiré à gauche et son orifice est dans l'axe du vagin. A droite, quand on remonte haut on trouve une tuméfaction mal limitée, se prolongeant vers le rebord de la fosse iliaque, tuméfaction résistante, extrêmement douloureuse à la pression. A gauche, le ligament est plus souple. Le cul-de-sac postérieur est libre, le cul-de-sac antérieur très étroit. A la percussion de l'abdomen, on perçoit de l'obscurité du son dans la région ovarique gauche.

Le 25. Le ventre s'est affaissé, la phlegmatia a complètement disparu ; mais la pression dans la fosse iliaque gauche est toujours douloureuse et on y sent une plaque d'induration.

25 novembre. On trouve maintenant de la résistance dans le haut du ligament large gauche.

12 décembre. Tumeur dure, presque ligneuse, dans chacun des culs-de-sac latéraux.

10 janvier 1885. La malade a dans la journée huit attaques épileptiformes, attaques des mieux caractérisées, l'aura part de la jambe droite. Depuis quelque temps déjà, elle se plaignait de grand mal de tête, et d'une diarrhée fétide.

Le 14. Une nouvelle attaque épileptiforme.

17 février. Depuis quatre jours la céphalalgie a redoublé, et des vomissements sont survenus. La malade se plaint d'avoir des brouillards devant les yeux, de la diplopie par instants et des bourdonnements d'oreille. Le pouls est petit, un peu lent ; pas d'élévation de la température, pas d'irrégularité des mouvements respiratoires.

Le 24. Céphalalgie intense, cris nocturnes, ptose de la pau-

P. Dalché.   3

pière supérieure gauche et déviation de la face du même côté. Le pouls est fréquent et la température assez élevée.

Le 26. Coma. Strabisme intermittent de l'œil gauche.

Le 27. Mort.

Autopsie. Cerveau. — Hémisphère droit. A la partie postérieure de la scissure de Sylvius, à peu près au niveau du pli courbe, existe sous les méninges un léger épanchement de sang. Autour de la scissure de Rolando, le long des vaisseaux, se voient quelques tubercules disséminés qui n'ont pas provoqué de vive réaction inflammatoire. C'est au niveau du lobule paracentral que l'on constate de nombreux tubercules agglomérés par petits groupes.

Hémisphère gauche. Moins de lésions : on ne trouve de tubercules que sur la face interhémisphérique.

Rien dans les ventricules ; le pédoncule gauche présente à la coupe de petits foyers hémorrhagiques qui se continuent avec une bouillie hémorrhagique siégeant au niveau du vermis supérior du cervelet.

Poumons. — Pas de tubercules ; emphysème du sommet gauche.

Petit bassin. — L'S iliaque est plusieurs fois infléchie, de telle sorte qu'elle passe horizontalement en arrière du corps de l'utérus et sépare les organes génitaux du rectum.

L'utérus est normal, en avant il est intimement uni à la vessie et en arrière il a contracté des adhérences fibreuses assez longues avec l'S iliaque.

La trompe gauche, augmentée de volume, flexueuse, longue de 11 centimètres, est adhérente aussi à l'S iliaque. Elle arrive su un ovaire gros, de forme sphérique, ayant 3 centimètres de haut sur 3 centimètres de large.

Cet ovaire est adhérent d'une part à l'utérus, le long duquel il est tombé, de telle sorte qu'il descend jusqu'au niveau du col ; et d'autre part à l'S iliaque. En cet endroit on remarque dans l'intestin un orifice qui communique avec une cavité purulente creusée dans l'intérieur de l'ovaire.

La trompe droite pareillement augmentée de volume et flexueuse arrive sur un ovaire suppuré ayant 4 centimètres dans tous les sens, adhérent à l'S iliaque, mais ne communiquant pas avec lui.

Les deux cavités purulentes sont très vastes, la coque qui les environne n'a pas une épaisseur de un demi-centimètre; de plus, sur la paroi de l'ovaire gauche se trouvent deux petits noyaux en voie de ramollissement.

Les trompes ont leur lumière pleine de matière puriforme, et la droite nous présente, en outre, cinq ou six points abcédés.

L'examen histologique démontre que cette ovarite est d'origine tuberculeuse. Au voisinage de l'abcès, se voient des lésions types de tuberculose, cellules géantes entourées de cellules épithélioïdes et de cellules embryonnaires; agglomération de cellules embryonnaires dont le centre dégénéré a été enlevé, ce qui se traduit sur la coupe par un vide. Mais ces lésions, loin d'être localisées autour de l'abcès, existent dans toute la paroi. Elles sont fort remarquables au niveau de la couche ovigène ; on y trouve, en effet, tantôt des points de tuberculose infiltrée se confondant insensiblement avec le reste du tissu, tantôt un petit tubercule avec plusieurs cellules géantes, entouré d'une zone fibreuse. Les deux noyaux que nous avons remarqués dans l'examen macroscopique ne sont que deux gros tubercules massifs.

Les lésions inflammatoires sont minimes et d'une importance tout à fait secondaire, cependant en certains endroits les vaisseaux sont dilatés et pleins de globules.

Rien n'autorise à penser que les ovisacs ont été le point de départ de l'affection.

Tous ceux que nous avons vus, et ils sont en assez grand nombre, ne présentent pas d'altération appréciable; d'autre part, aucun des foyers tuberculeux ne paraît s'être développé dans une cavité dont il reste des traces.

SYMPTOMES

L'ovarite primitive atteint souvent la femme dès sa
puberté : les premières règles sont pénibles, douloureuses; puis les souffrances au lieu de disparaître continuent et s'exaspèrent à chaque période menstruelle.
Les règles sont modifiées dans leur abondance ; affaiblie
par des ménorrhagies, la malade perd l'appétit, les forces ; elle reste stérile. Ces accidents à longue évolution
finissent par retentir sur toute l'économie, le caractère
lui-même en subit l'influence, et la vie génitale reste
longtemps troublée, quelquefois pendant sa durée en-
tière.

L'affection ne s'établit pas tout d'un coup, à grand
fracas; elle progresse au contraire graduellement, et
parmi ses symptômes qu'il convient d'étudier séparé-
ment, les premiers qui attirent l'attention sont les troubles menstruels.

Tilt considérait trois formes d'ovarite : l'une aménor-
rhéique, l'autre dysménorrhéique, la dernière ménor-
rhagique. La dysménorrhée existe dans tous les cas, et
de ces trois formes, la première et la dernière doivent
seules persister.

L'aménorrhée n'est pas fréquente, mais on voit encore des malades dont les règles, peu abondantes d'habitude, se suspendent trois et quatre mois de suite. La

ménorrhagie s'observe bien plus souvent, les règles durent huit et dix jours, et leur écoulement est considérable, sinon tout le temps, du moins les trois ou quatre premiers jours. Et même pendant des poussées aiguës, des recrudescences, le sang reparaît dans l'intervalle des époques menstruelles, sous l'influence de causes diverses : un traumatisme, une fatigue, un examen médical, toucher ou spéculum. Il arrive enfin qu'à une période d'aménorrhée succède une véritable métrorrhagie, si bien que la femme finit par perdre la notion du moment où elle doit attendre ses règles.

La douleur se manifeste d'abord lors du molimen cataménial ; trop souvent elle passe à l'état continu et le molimen l'exaspère. Dans la plupart des cas, ces exacerbations se font sentir deux ou trois jours avant les règles, et cessent dès que le sang commence à couler ; plus rarement elles naissent et disparaissent avec le flux sanguin, quelquefois même après lui. Lorsque les souffrances sont fort vives, la malade marche légèrement courbée en avant et prend une attitude spéciale ; tout choc, tout faux pas retentissent douloureusement dans le pelvis ; la défécation est pénible, le coït n'est pas toléré. Provoquée par une investigation médicale, la douleur de l'ovarite présente des signes caractéristiques ; elle est réveillée par la pression sur la paroi abdominale en une région qui correspond à peu près à l'entrecroisement de deux lignes dont l'une irait de l'épine iliaque antérieure et supérieure à l'épine du pubis, l'autre de l'ombilic à l'éminence iléo-pectinée. Phénomène singulier, elle subit une exaspération de courte durée quand

après une forte compression on enlève brusquement la
main. Lorsque par le toucher vaginal on explore les
culs-de-sac du vagin, tout d'un coup la malade se plaint
et fait un mouvement brusque, le doigt vient de ren-
contrer l'ovaire, et s'il appuie dessus, la douleur, dit
M. Gallard, devient exquise. La sensation est toute spéciale, et certaines patientes névropathes, chez lesquelles
sur l'ovarite se greffent de l'ovarialgie et même de la névralgie iléo-lombaire, ne supportent pas l'examen le
plus délicat.

Le toucher donne des renseignements d'une importance non moins grande, quant à la situation et au volume de l'organe altéré. Sans arriver au doigté remar-
quablement fin de ces gynécologistes que cite, mais avec
réserve, le Dr Tissier (1), doigté qui permet « de reconnaître par l'exploration vaginale la disposition minu-
tieuse des ligaments sacrés et des ligaments ronds, le
développement plus ou moins accusé de la trompe et
presque le nombre des franges du pavillon, de distinguer comme Hégar la saillie d'un follicule de de Graaf »,
après une courte pratique on perçoit facilement l'ovaire
précipité dans le cul-de-sac de Douglas. Il suffit d'ap-
porter quelque attention et quelquefois d'enfoncer très
profondément le doigt investigateur. Alors dans un des
culs-de-sac latéraux et un peu en arrière, on sent une
petite tumeur légèrement arrondie, séparée de l'utérus,
mobile, fuyante, sans battements à sa surface, et dont

______

(1) L. Tissier. De la castration de la femme. Th. Paris, 1885,
p. 41.

les dimensions varient du volume d'une noix à celui d'un œuf. A cause de son manque de fixité, ses contours ne sont pas toujours très nets, et le toucher rectal est nécessaire pour compléter le diagnostic. Bien mieux, introduisant l'index dans le vagin, le médius dans le rectum, on s'efforce de saisir entre les deux doigts l'ovaire qui s'échappe comme un noyau de cerise. C'est ainsi que se présente l'ovaire enflammé dans les cas types les plus simples, tout à fait au début, quand il n'y a pas encore eu d'adhérences ni de phlegmasie péri-ovarienne (voir obs. VII). D'autres fois, la tumeur, plus volumineuse, paraît divisée par un sillon en deux portions : l'une postérieure et supérieure très douloureuse, l'autre antérieure et inférieure moins sensible, comme chez la malade de l'observation VII, par exemple. N'est-on pas en droit de songer alors à une tubo-ovarite ?

Le médecin n'est pas toujours consulté à cette période de l'affection ; la femme n'a recours à lui que plus tard, lorsque l'inflammation a retenti sur les organes environnants, et, le plus souvent, il constate avec de l'ovarite, de la phlegmasie péri-ovarienne. Le péritoine est pris, le tissu cellulaire du ligament large est phlogosé, et la tumeur moins nette, un peu moins mobile, présente de l'empâtement et des battements à sa surface. Mais qu'elle soit parfaitement isolée de l'utérus, ou bien qu'elle se rapproche de lui, le doigt continue à trouver entre les deux un sillon plus ou moins large dans lequel il s'insinue. Petit à petit la résolution se fait, l'empâtement diminue, les battements disparaissent et l'ovaire devient mieux perceptible, jusqu'à une nouvelle poussée.

L'expression de Tilt est en partie vraie, lorsqu'il dé-
signe certains phénomènes douloureux sous le nom de
péritonite à redoublements. Au lieu de se résoudre, la
phlegmasie peut augmenter, et l'ovarite alors perdue au
milieu d'une large tumeur inflammatoire, ne peut être
soupçonnée que par la marche de la maladie, les antécédents et les commémoratifs. C'est ainsi que la malade
de l'observation I, à l'autopsie de laquelle nous avons
constaté une ovarite double, était entrée à l'hôpital avec
de l'empâtement de tout le cul-de-sac latéral gauche; de
même, la malade de l'observation VI avait les deux culs-
de-sac complètement pris. Une femme dont l'histoire
est rapportée plus loin (voir obs. XV) entra le 12 mars
1885, au n° 8 de la salle Sainte-Marie pour un phlegmon du ligament large se prolongeant un peu en arrière
de l'utérus. Ce diagnostic évident s'imposait sans discus-
sion possible; au bout de peu de jours ce phlegmon fut
divisé par un sillon dans lequel pénétrait la pulpe de
l'index; puis il se fragmenta et à la longue il ne resta
plus qu'une petite tumeur ronde, mobile, très douloureuse, ayant tous les caractères de l'ovaire enflammé.
Objectera-t-on qu'en pareil cas, l'ovarite n'est pas la lésion première, mais qu'elle succède au phlegmon? La
clinique nous montre des inflammations parties de l'o-
vaire se propager de proche en proche et acquérir des
dimensions considérables; et l'anatomie pathologique
nous prouve, comme dans l'observation I et l'observation VI, que ces inflammations sont consécutives dans
un cas à une ovarite essentielle, dans l'autre à une ovarite tuberculeuse.

Les phénomènes généraux, fièvre, frissons, vomissements, céphalalgie, qui n'existent pas dans l'ovarite
simple, se manifestent au contraire si elle se complique
de phlegmasie péri-ovarienne.

La durée de la maladie est longue ; des femmes se
plaignent tant qu'elles sont réglées. En proie à des douleurs sans cesse répétées, à des ménorrhagies abondantes, elles dépérissent ; leur appétit se perd, leurs
fonctions digestives se font mal, elles deviennent chloro-
anémiques, et, d'après Lawson Tait, en Angleterre, elles
cherchent dans l'alcoolisme l'oubli de leurs ennuis.

A la souffrance s'ajoute, pour un grand nombre, une
peine, un regret de tous les jours, la stérilité. L'ovule
ne peut être fécondé pour bien des motifs ; des adhérences vicieuses éloignent le pavillon de la trompe ; le
travail de l'ovulation se fait mal et l'ovule est altéré ou
n'est pas expulsé ; enfin, étouffés par les lésions voisines, les ovisacs diminuent, puis disparaissent, et l'organe reste impropre à remplir la grande fonction dont
il est chargé.

La stérilité est la conséquence de l'ovarite double,
bien plus fréquente que ne le dit Chéreau ; la nature
même de la maladie veut que très souvent les altérations existent des deux côtés, et nous en trouvons la
preuve dans ces phénomènes d'alternance déjà signalés.

Les symptômes de l'ovarite secondaire offrent des
particularités qu'il convient d'étudier en détail.

Le début et l'évolution de l'ovarite puerpérale restent
le plus souvent inaperçus au milieu du cortège de phénomènes infectieux dont elle n'est qu'un épiphénomène.

La suppuration arrive avec une extrême rapidité, et c'est la seule variété qui se termine par la fonte putrilagineuse.

Lorsqu'elle succède aux traumatismes utérins, l'ovarite s'annonce avec brusquerie, suppure facilement, et peut passer à l'état chronique. Dans ce dernier cas, l'organe altéré devient douloureux à chaque poussée congestive, etc.

La blennorrhagie se propageant à travers la trompe, on trouve constamment de la tubo-ovarite et presque toujours de la péritonite localisée.

M. Gallard ne « reconnaît le caractère rhumatismal de l'ovarite que dans les cas où elle se développe chez un sujet rhumatisant et concurremment avec d'autres manifestations rhumatismales ». Bien que certains auteurs la décrivent comme tendant fréquemment à la chronicité, sa durée est relativement courte. Cette variété, rare à la vérité, est indéniable. On a contesté la valeur de certains faits qui nous présentent des femmes atteintes, sous l'influence d'un refroidissement, à la fois de rhumatisme et d'ovarite. Il n'y aurait là qu'une coïncidence de deux maladies qui reconnaissent chacune le froid comme leur cause. Cependant, lorsqu'un individu est pris à la fois d'angine ou de pleurésie et de rhumatisme, on ne voit pas là deux affections distinctes, et les coïncidences sont encore rares en pathologie. Il est, en outre, des observations à l'abri de toute critique ; des rhumatisantes n'ont ressenti les douleurs ovariennes qu'à une période avancée de leur maladie, ou qu'aussitôt après la disparition des phénomènes articulaires.

L'ovarite syphilitique due soit à une infiltration conjonctive, soit à des gommes disséminées, n'a pas de symptomatologie encore bien établie. Il en est de même de l'ovarite des fièvres éruptives qui, dans de nombreux cas, n'a pas même été diagnostiquée. D'après Lawson Tait, elle pourrait entraîner une atrophie scléreuse de l'organe avec disparition des follicules de de Graaf, et par là une ménopause prématurée. Proposition qui n'a rien d'invraisemblable, car à l'état aigu elle est caractérisée par une infiltration embryonnaire généralisée.

La métastase des oreillons sur l'ovaire se fait vers le déclin de la maladie ; elle occasionne des accidents moins graves et des suites moins fâcheuses, disent les auteurs, que l'orchite ourleuse des jeunes garçons.

La tuberculose ovarienne s'accompagne le plus souvent d'aménorrhée, surtout à la fin de la maladie. Aussi les douleurs sont plus continues et n'affectent pas de tendance périodique. La phlegmasie des tissus voisins est parfois considérable. Enfin, on se méfiera de cette tuberculose chez une femme atteinte d'ovarite, lorsqu'à une époque relativement peu éloignée du début de l'affection, sans grandes souffrances, elle rendra une petite quantité de pus par l'anus, le vagin ou l'urèthre.

Les anciens voyaient dans l'hystérie la conséquence d'une perturbation utérine ; plus tard, cette théorie a été étendue, et Negrier, puis Schutzemberger mettaient la névrose sur le compte des lésions de l'appareil génital, et en particulier de l'ovaire. Feré, sur une hystéro-épileptique devenue enceinte, a constaté que les points douloureux dits ovariens s'étaient élevés dans l'abdomen avec le fond de l'utérus, il a pu même saisir un ovaire entre ses doigts et réveiller sa sensibilité. Existe-t-il

donc réellement une ovarite hystérique ? Tous les histo-
logistes sont d'accord et reconnaissent n'avoir trouvé
aucune altération anatomique dans les pièces soumises
à leur examen. M. de Sinéty est très affirmatif là-des-
sus. Au point de vue clinique comment admettre qu'une
névrose aussi complexe, aussi protéiforme soit le résultat d'une affection de l'ovaire ? Il serait puéril de faire
observer que cette pathogénie ne saurait être invoquée
pour l'homme. De plus, les hystériques ne présentent
pas absolument toutes des troubles génitaux. Cependant
il y a une relation vraie : chez une femme prédisposée,
appartenant à cette famille névropathique dont parle
Feré, ou bien, anémiée affaiblie par une maladie de
l'utérus ou de ses annexes, des perturbations menstruelles, une ovulation difficile, douloureuse, peuvent
certainement favoriser l'explosion d'accidents hystériques ; elles en sont la cause occasionnelle, mais rien de
plus. Le point douloureux ovarien doit être rapporté à
l'ovarialgie.

La suppuration est, comme nous l'avons vu, une ter-
minaison assez fréquente de l'ovarite. Lorsqu'elle débute
en plusieurs points différents, ces foyers disséminés de-
meurent isolés, ou bien finissent par communiquer ensemble, et ne forment plus qu'une, deux ou trois vastes
poches purulentes. Tantôt les abcès de l'ovaire restent
indéfiniment enkystés dans une coque fibreuse entourée
de fausses membranes péritonéales épaisses et se méta-
morphosent en masse caséeuse ; tantôt ils font irruption
dans un des organes voisins, le péritoine, le rectum, la
vessie, le vagin, la trompe et même à travers la peau.

L'ouverture dans le rectum est la plus habituelle ; dans le péritoine elle est heureusement assez rare.

Au moment d'achever cette étude séméiologique, nous voyons se poser une question qui vraiment n'est pas facile à résoudre. Faut-il, suivant l'usage, décrire une ovarite chronique, et alors comment l'envisager ? L'ovarite primitive, essentielle, par sa nature même ne peut être ni aiguë, ni chronique ; c'est une maladie à longue évolution à laquelle ces deux épithètes ne sont applicables en clinique, pas plus qu'à la lithiase biliaire ou rénale par exemple. Mais l'ovarite secondaire ? Le passage à l'état chronique est histologiquement caractérisé par une prolifération conjonctive étouffant les éléments fondamentaux, et l'on doit se demander si cette ovarite *anatomiquement* chronique peut se manifester par des symptômes quelconques une fois que la sclérose est complète. L'ovaire alors n'existe pour ainsi dire plus.

Lorsqu'il s'est fait dans l'organe des épanchements de sang ou de pus, pendant longtemps, la congestion menstruelle autour de ces productions pathologiques réveille sans doute des douleurs périodiques qui ne disparaissent pas complètement dans l'intervalle. Est-ce bien là une forme chronique de l'affection ?

Nous ne sommes pas plus avancés au sujet de la variété kystique due à une cirrhose péri-folliculaire Est-elle une modalité terminale de l'ovarite essentielle, ou bien a-t-elle sa séméiologie propre ?

De longues recherches sont encore nécessaires et elles sont certainement dignes d'exercer la sagacité des gynécologistes.

———

PRONOSTIC

Le pronostic de l'ovarite est grave, non qu'elle ait souvent une issue funeste, mais sa longue durée, les souffrances répétées dont elle s'accompagne, le mauvais état général et aussi la stérilité qu'elle entraîne à sa suite, doivent la faire ranger parmi les maladies sérieuses.

Le pronostic de ses variétés, la puerpérale étant de beaucoup la plus alarmante, a été exposé dans l'étude de leurs symptômes.

Envisagée dans ses rapports avec les autres maladies des femmes, l'existence d'une ovarite coïncidant avec une affection génitale rend le pronostic plus grave, surtout si une opération, même la plus bénigne, est nécessaire. Sans parler des grandes opérations de la chirurgie abdominale, l'extirpation d'un polype, l'amputation du col utérin, la cautérisation au fer rouge, des injections intra-utérines, peuvent chez une femme atteinte d'ovarite provoquer des accidents formidables. Comby (1) a publié l'observation d'une hystérique qui fut prise de péritonite aiguë et mourut à la suite d'une simple compression sur des ovaires malades. Est-ce à dire qu'il faille, dans ce cas, s'abstenir de toute intervention et craindre, par exemple, de soigner une métrite chronique? Non certes, mais averti du danger, on n'agira qu'avec précaution et la plus grande réserve.

(1) Voir obs. XX.

DIAGNOSTIC

Facile dans bien des cas, le diagnostic de l'ovarite reste parfois difficile et même presque impossible. Lorsque, venant en aide aux commémoratifs et aux signes rationnels, le *toucher* permet de trouver la petite tumeur ronde, mobile et douloureuse prolabée sur les côtés de l'utérus, l'hésitation ne dure pas longtemps; mais il n'en est plus de même si une tubo-ovarite entourée de phlegmasie péri-ovarienne empâte tout un cul-de-sac, et le gynécologiste peut alors méconnaître la véritable origine des phénomènes inflammatoires.

C'est donc quand la maladie sera de date déjà ancienne que le diagnostic offrira certaines difficultés.

Au début, la dysménorrhée et les douleurs éveillant surtout l'attention, l'hypothèse d'une métrite devra être discutée. Les douleurs de la métrite n'ont pas le même siège que celles de l'ovarite, elles sont plus médianes, et cette différence est surtout perçue par le palper abdominal ; l'écoulement qu'elle provoque est beaucoup plus muco-purulent.

Enfin le toucher et, s'il le faut, l'emploi du spéculum achèveront de lever tous les doutes.

Toutes les autres causes de dysménorrhée seront de même successivement éliminées.

Mais la petite tumeur une fois constatée a été rapportée par divers auteurs, tantôt à une adénite, tantôt à une salpingite.

Si l'on considère la petitesse des ganglions de la ré-

gion, il est d'abord bien peu probable qu'une adénite ac-
quière jamais le volume d'un ovaire enflammé, lorsque
sa situation pourrait donner le change. Pour ceux qui
admettent le fait comme possible, l'adénite sera plus
fixe, moins mobile, plus continuellement douloureuse,
et surtout son évolution sera bien plus rapide ; elle ne
saurait durer des années avec des intervalles de mieux
et des paroxysmes.

E. Seuvre, dans sa thèse (1874) rapporte à la trompe
le rôle principal dans les phlegmasies péri-utérines, et
ne croit pas qu'on doive l'attribuer à l'ovaire. Pour lui,
presque toujours la salpingite accompagne la métrite interne ; elle se manifeste après l'accouchement, etc.; c'est
une exagération. Si la tubo-ovarite est assez fréquente,
la tubite isolée est rare ; et les auteurs qui l'ont décrite
nous montrent un cordon attenant à l'utérus, bosselé,
flexueux, sur lequel la pression est sensible, mais ne réveille pas une souffrance vive et exquise.

Le diagnostic avec l'ovarialgie peut être délicat; on le
posera en étudiant avec attention la marche de la maladie, tout en se souvenant que l'ovarialgie et la névralgie
iléo-lombaire compliquent parfois l'ovarite.

Enfin sur deux malades, M. Gallard a dû faire le diagnostic avec la colique néphrétique et la colique de
plomb.

L'ovarite isolée ne sera pas confondue avec le phlegmon du ligament large ; mais quand elle aura provoqué
autour d'elle une phlegmasie péri-ovarienne considérable, sera-t-il permis d'affirmer qu'elle est la véritable

cause de l'inflammation si l'on a pas assisté à l'évolution des accidents ?

Il faut le reconnaître, souvent c'est impossible ; tout au plus émettra-t-on quelques soupçons. Mais il est des cas où l'on est en droit d'être plus hardi, surtout lorsqu'un sillon bien net séparera la tumeur inflammatoire de l'utérus, et que cette tumeur aura une tendance à se localiser sans gagner les parois pelviennes pour former comme une véritable voûte dans tout un cul-de-sac latéral.

P. Dalché.

4

TRAITEMENT

Les indications thérapeutiques varient avec l'intensité des accidents et la nature de la malade. Au début, si la femme est vigoureuse, on lui pratiquera quelques émissions sanguines, en donnant la préférence aux ventouses scarifiées, car leur action un peu irritante s'exerce sur l'élément douleur et la calme mieux que les sangsues. La chloro-anémie, dont la menace est suspendue sur toutes les patientes atteintes d'ovarite, fera ménager ces moyens. Les topiques émollients rendront alors de grands services : cataplasmes laudanisés, injections émollientes opiacées, quarts de lavements laudanisés. Quelques purgations légères. Une fois par jour au moins, les malades prendront un bain de siège contenant des feuilles de belladone, de jusquiame, de morelle et des têtes de pavot, elles se feront même quelques injections avec l'eau du bain.

Lorsque la douleur sera intolérable, on aura recours à une sorte de cataplasmes vaginaux : ce sont de petits sachets enveloppés dans de la mousseline et renfermant de la farine de graine de lin, des aromates, etc.; ou bien, suivant l'usage d'Aran, à l'aide du spéculum on jettera dans les culs-de-sac du laudanum et on ajoutera par-dessus de la poudre de riz ou d'amidon. Le vagin peut recevoir impunément 10, 12, 15 grammes de laudanum sans qu'il en résulte de symptômes graves.

En même temps à l'intérieur on donnera de l'opium à doses fractionnées, du chloral, des bromures de potassium et de camphre.

Quand les métrorrhagies sont par trop abondantes, la digitale produit parfois d'excellents effets ; et si elle ne suffit pas, on peut ordonner des irrigations d'eau chaude, au moins à la température de la salle pour arrêter les pertes de sang.

En outre, il faudra éviter toutes les causes de congestion pelvienne : fatigues, excitations physiques et intellectuelles. Recommander la continence, à moins que, suivant la remarque de M. Gallard, chez certaines natures ardentes elle n'entraîne un éréthisme génital absolument contraire au but que l'on se propose d'atteindre.

Lorsque la maladie est déjà de date assez ancienne et surtout lorsqu'elle s'accompagne de phlegmasie péri-ovarienne à tendance chronique, on emploiera les révulsifs : vésicatoires, badigeonnages de teinture d'iode, applications de pointes de feu. A cette période, des grands bains tièdes, des bains alcalins avec 200 ou 250 grammes de carbonate de soude seront très utiles.

Il en est de même des eaux minérales ; au début, on enverra les malades à Néris, Bourbon-l'Archambault, Plombières ; plus tard à Salies-de-Béarn, Salins, Kreussnach.

Les douches froides, les bains de mer à la lame seront proscrits à cause de leur action trop stimulante.

En présence d'une maladie aussi désespérément longue et sur laquelle la thérapeutique en réalité n'a que peu de prise, depuis longtemps des chirurgiens avaient eu l'idée d'enlever un organe inutile et gênant. Mais de grandes autorités s'étaient élevées contre cette intervention. Velpeau la proscrivait énergiquement. De nos jours les conquêtes de la chirurgie abdominale ont rendu les opérateurs plus hardis, et la castration de la femme, l'opération d'Hégar ou de Battey, dont nous connaissons aujourd'hui les heureux résultats dans certaines métrorrhagies (voir thèse de Tissier), a été pratiquée pour l'ovarite. Sur 35 cas, Lawson Tait n'a eu qu'un seul décès. Certes, les indications de cette intervention sont des plus délicates, et il faut avoir épuisé tous les autres moyens curatifs, il faut être bien sûr que la femme est à jamais stérile pour en arriver à l'amputation des deux ovaires. Mais lorsqu'on voit certaines patientes s'affaiblissant graduellement par des ménorrhagies considérables, obligées de renoncer à la vie de tout le monde à cause de leurs souffrances répétées, dans ces cas graves, on ne saurait être aussi sévère que Velpeau pour la castration. C'est contre les abus qu'il convient de s'élever, contre les opérateurs qui, trouvant dans l'ovaire la cause de l'hystérie, l'extirpent pour supprimer l'ovarite hystérique et par cela même la névrose.

Toutefois, comme l'a démontré M. Terrier dans la séance du 8 juillet 1875 de la Société de chirurgie, il faut faire ici des restrictions. Une hystérique peut être tourmentée par une ovarialgie rebelle et intense, et cette ovarialgie réagissant à son tour sur la névropathie provoque des crises et des accès douloureux ; sur une sem-

blable malade, M. Terrier a pratiqué l'opération de
Battey, les phénomènes hystériques ont persisté, mais
les crises et les douleurs ont disparu. Le chirurgien n'a
pas prétendu guérir la névrose, mais il a fait l'ablation
de l'ovaire, comme il eût réséqué le nerf dentaire chez
une hystérique torturée par une névralgie intolérable.

OBSERVATION VII (personnelle).

Ovarite simple.

La nommée Marc..., âgée de 20 ans 1/2, entre le 26 avril 1855,
salle Sainte-Marie, n° 32, à l'Hôtel-Dieu, dans le service de
M. Gallard.

Elle est piqueuse à la machine à deux pédales.

Cette malade a eu des gourmes tenaces dans son enfance. Réglée à l'âge de 15 ans, sa menstruation a d'abord été des plus
irrégulières. A 18 ans, elle a pour la première fois des rapports
avec un homme ; les coïts sont des plus douloureux et depuis
n'ont pas cessé de l'être. Mais à ce moment, les règles se régu-
larisent et viennent toutes les trois semaines, puis tous les
mois.

L'année dernière, vers le mois de mai, elle est prise de douleurs assez vives dans le côté gauche du bas-ventre. Ces souffrances persistent avec des intervalles de mieux, mais deviennent toujours beaucoup plus aiguës pendant les quelques jours
qui précèdent l'apparition des règles, et diminuent pendant l'é-
coulement ; elles retentissent jusque dans les reins et les jambes.

23 avril. Les douleurs sont plus vives que de coutume ; la
malade est dans l'impossibilité de rester assise et est obligée de
garder le lit.

Le 26. Elle entre à l'hôpital, et nous dit qu'elle a beaucoup
maigri depuis un an ; elle tousse et a craché quelques filets de

sang. Cependant l'auscultation des poumons ne fait rien entendre de suspect ; souffle de chlorose à la base du cœur. Jamais de grossesse ni de fausse couche.

La palpation du ventre réveille la douleur au point ovarien.

Au toucher. — Dans le cul-de-sac latéral gauche, en haut et un peu en arrière, on sent une petite tumeur du volume d'une noisette, extrêmement douloureuse. Elle est mobile à tel point qu'elle fuit sous le doigt dès qu'il la rencontre et que l'on ne peut la circonscrire nettement. Il faut introduire le médius dans le rectum et l'index dans le vagin ; on sent alors que la tumeur descend très peu dans l'épaisseur de la cloison recto-vaginale, et qu'elle s'échappe très facilement entre les deux doigts. Les tissus ne sont nullement empâtés autour d'elle, et l'on ne perçoit aucun battement.

Traitement. — Bains, injections et quarts de lavements laudanisés, cataplasmes.

La malade ne veut pas rester à l'hôpital, et sort huit jours après.

OBSERVATION VIII (personnelle).

Tubo-ovarite.

La nommée Chart..., âgée de 19 ans, entre le 15 mars 1885, salle Sainte-Marie, n° 22, à l'Hôtel-Dieu, dans le service de M. Gallard.

Rien dans les antécédents. Réglée sans difficulté à 14 ans, à la campagne. A l'âge de 17 ans, elle devient enceinte et fait une fausse couche de trois mois suivie d'accidents abdominaux. Depuis, les règles viennent parfois avec quatre ou cinq jours de retard ; elles sont douloureuses, très abondantes, durant jusqu'à neuf jours.

Dans ces derniers temps la malade s'est fatiguée beaucoup et s'est livrée, sans modération, à des plaisirs de toute sorte.

Le 1er mars. Elle est prise, un peu avant ses règles, d'une métrorrhagie abondante qui dure douze jours. A cette perte a succédé une leucorrhée muco-purulente. En même temps des douleurs vives se sont fait sentir dans tout le bas-ventre.

Le jour de son entrée à l'hôpital, la malade a un peu de fièvre et d'inappétence. Le ventre est souple, la pression est sensible au niveau du point ovarien.

Au toucher. — Le col de l'utérus est un peu gros, le corps légèrement incliné en arrière. Dans le cul-de-sac gauche, en remontant assez haut, on trouve une tumeur assez volumineuse, mobile, accolée au bord de l'utérus, mais ne faisant pas corps avec lui, et séparé de cet organe par un sillon très manifeste. La tumeur elle-même présente à son milieu un sillon qui la divise, et l'on a la sensation de deux tumeurs juxtaposées et adhérentes. La portion inférieure et antérieure (la trompe) est sensible, la portion supérieure et postérieure (l'ovaire) extrêmement douloureuse. La souffrance est augmentée quand on combine le palper hypogastrique au toucher.

Traitement. — Purgations. Lavements et injections laudanisés. Cataplasmes. Puis quelques vésicatoires répétés.

A la fin d'avril, la malade sort, la leucorrhée a disparu, les douleurs ont beaucoup diminué ; les renseignements fournis par le toucher sont à peu près les mêmes ; toutefois, la portion de la tumeur correspondant à la trompe est bien moins perceptible.

OBSERVATION IX (personnelle).

Ovarite, ovarialgie, névralgie iléo-lombaire.

La nommée Bonil..., âgée de 23 ans, entre le 3 avril 1885, salle Sainte-Marie, n° 33, à l'Hôtel-Dieu, dans le service de M. Gallard.

Antécédents strumeux ; cicatrices de ganglions suppurés sous le cou.

Réglée à l'âge de 13 ans, à la campagne ; le sang coule abondamment pendant huit jours.

Mariée à 18 ans, elle devient enceinte deux ans après et fait une fausse couche. Depuis cette époque, la malade a toujours souffert dans le bas-ventre, avec irradiations dans les reins et les cuisses ; le coït est devenu presque impossible, tellement il est douloureux. Les règles se sont modifiées ; elles se montrent tous les mois, mais très faibles, à peine colorées, et elles sont précédées des souffrances les plus vives.

La malade a maigri beaucoup, et voyant que son état empire tous les mois, elle entre à l'hôpital.

Toucher. — Col utérin un peu gros, légèrement ulcéré, le corps est incliné en avant.

A gauche et en arrière on trouve une petite tumeur arrondie, légèrement mobile, entourée d'un peu d'empâtement, sur lequel on sent des battements inflammatoires (ovaire et phlegmasie péri-ovarienne). Cette petite tumeur est extraordinairement douloureuse, à tel point que, dès qu'on la touche, la malade se re-jette en arrière en criant et se refuse à tout examen.

Cette ovarialgie fait rechercher la névralgie iléo-lombaire, et on trouve les points douloureux suivants :

Un au niveau du rebord de la crête iliaque ;

Un au niveau de l'orifice du canal inguinal ;

Un au niveau de la grande lèvre ;

Un autre enfin sous l'arcade, au niveau de l'émergence du crural.

Traitement. — Le traitement habituel de l'ovarite. De plus, pendant quelque temps, laudanum et amidon dans le vagin.

Au bout de trois mois, la malade sort sans aucune amélioration.

Observation X (personnelle).

Ovarite double.

La nommée God..., 23 ans, entre le 23 février 1885, salle Sainte-Marie, n° 32, à l'Hôtel-Dieu, dans le service de M. Gallard.

Elle n'a jamais eu d'enfant ni de fausse couche. Réglée péniblement à l'âge de 14 ans, elle a ses premiers rapports sexuels à 15 ans, et, dès cette époque, les règles coulent longtemps. A l'âge de 17 ans, elle est subitement prise dans le bas-ventre de vives souffrances et d'une métrorrhagie entre deux périodes menstruelles. Depuis cette époque, les règles ont toujours été précédées de coliques très douloureuses qui se calment pendant le flux sanguin, et God... prétend qu'elle n'a pas cessé d'être malade jusqu'à aujourd'hui. Toutefois, ayant supprimé tout rapport sexuel pendant une dizaine de mois, elle éprouve une certaine amélioration. Mais, ensuite, elle se livre avec ardeur au coït ; les douleurs reviennent plus intenses que jamais, avec des alternances de ménorrhagie et d'aménorrhée, et elle est soignée à Lourcine pour une tumeur du péritoine. A sa sortie de l'hôpital, elle est un peu soulagée, mais les règles durent dix jours, et elle vient à deux reprises différentes séjourner à l'Hôtel-Dieu, dans le service de M. Gallard, où on lui a diagnostiqué une ovarite double.

Elle sort le 18 décembre, et, depuis, ses souffrances s'exagèrent tous les jours. Tout travail lui est impossible ; elle maigrit, devient irritable et rentre pour la troisième fois, le 13 février. La palpation abdominale est très sensible au niveau des deux points ovariens.

Les douleurs s'irradient dans les lombes, à l'épigastre et dans les cuisses, surtout à gauche.

Toucher. — Le col est dans l'axe du vagin, on ne sent pas le corps.

Dans les culs-de-sac se trouvent deux petites tumeurs (la gauche étant plus perceptible) douloureuses, lisses, mobiles, ayant en un mot tous les caractères des ovaires altérés.

La malade, dont l'imagination est surexcitée, n'éprouvant pas un soulagement aussi rapide qu'elle le désire, sort le 12 mars, et, au mois de juillet, je la rencontre dans le service de M. Empis, toujours dans le même état. Toutes les fois qu'elle s'est livrée au coït, elle a fait une rechute, dit-elle.

OBSERVATION XI (personnelle).

Ovarite double.

La nommée Ac..., 26 ans, entre le 19 février 1885, salle Sainte-Marie, n° 40, dans le service de M. Gallard, à l'Hôtel-Dieu.

Père mort aliéné; une sœur épileptique. Antécédents personnels strumeux. Réglée à 14 ans, à la campagne, sans difficulté, elle reste trois mois sans voir réapparaître le flux menstruel, et, pendant ce laps de temps, elle aurait eu quelques troubles mentaux. Depuis, parfois quelques sensations de boule œsophagienne.

Mariée à 17 ans 1/2, elle reste dans le sang pendant trois semaines, à la suite du premier coït. A 18 ans, elle a une hémorrhagie très abondante et commence à souffrir du ventre, souffrances qui s'exagèrent au moment des règles. Debout toute la journée dans un magasin de nouveautés, elle est obligée d'abandonner son métier à l'âge de 25 ans, à cause de son état maladif. Elle entre deux fois à l'hôpital, et, le 19 février, nous la trouvons en proie à de violentes douleurs abdominales avec retentissement dans les lombes et les cuisses. Jamais elle n'a eu d'enfant ni de fausse couche.

Toucher. — L'utérus est en rétroversion, le corps tout à fait en arrière.

Dans le cul-de-sac gauche et en arrière, petite tumeur grosse comme une noisette, mobile, douloureuse et lisse.

A droite, la tumeur est moins nette, et on aurait plutôt la sensation d'adhérences qui auraient fixé l'ovaire.

Traitement habituel de l'ovarite.

La malade sort et revient le 24 avril à la consultation exte re sans présenter grand changement.

Nous la revoyons le 16 juillet, et la tumeur gauche nous paraît plus fixe et plus empâtée.

OBSERVATION XII (personnelle).

Ovarite double.

La nommée L..., âgée de 20 ans, entre le 18 octobre 1883, salle Sainte-Marie, n° 42, à l'Hôtel-Dieu, dans le service de M. Gallard.

Antécédents rhumatismaux héréditaires et personnels.

Réglée à 12 ans, sans difficulté. A 18 ans, à la suite d'une émotion morale (?), les règles deviennent plus fréquentes, toutes les trois semaines, plus abondantes et plus douloureuses. La souffrance se fait sentir avant l'écoulement, diminue un peu après qu'il s'est établi et disparaît rapidement. En même temps, dans l'intervalle des règles, la malade a des pertes blanches considérables.

A 20 ans, elle est obligée de frotter des parquets, et les douleurs s'exaspèrent.

Les premiers rapports sexuels, à 24 ans, ne modifient en rien son état; jamais d'enfant, jamais de fausse couche.

Au mois de juillet 1882, à la suite de surmenage, elle a eu une métrorrhagie qui dura trois semaines; tout travail ainsi que la marche devinrent presque impossibles.

Au mois de septembre, les règles durent quinze jours, et, en novembre, la malade, qui jusqu'alors s'était plainte surtout du côté gauche, est violemment prise du côté droit.

Le jour de son entrée à l'hôpital (nous ne l'avons pas vue à cette époque), on trouve par le toucher deux tumeurs dans les culs-de-sac latéraux, qui sont les deux ovaires malades.

Traitement. — Repos absolu, injections émollientes opiacées, quart de lavement laudanisé.

28 janvier 1884. Les douleurs sont calmées; mais on les réveille par la pression abdominale sur les deux points ovariens.

Toucher. — A gauche, un peu en arrière, on sent une petite tumeur du volume d'une noix, douloureuse, lisse, sans battements à sa surface. Un petit ligament paraît s'en détacher à la partie supérieure.

Le cul-de-sac latéral droit est souple.

Le 24 avril. La malade va mieux, mais il existe encore une tumeur du côté gauche.

Observation XIII (personnelle).

Ovarite double et phlegmasie péri-ovarienne.

La nommée Guég..., âgée de 26 ans, entre le 13 décembre 1883, salle Sainte-Marie, n° 35, à l'Hôtel-Dieu, dans le service de M. Gallard.

Hystérique et rhumatisante.

Réglée à 12 ans avec facilité. Premiers rapports sexuels à 19 ans; à 20 ans, une grossesse qui se termine à cinq mois par un avortement, dont on ne peut trouver la cause.

Pendant sa grossesse, s'est exposée au froid sur l'herbe mouillée, est devenue œdématiée, et depuis cette époque est restée albuminurique.

A la suite de cet avortement, les règles se montrent plus fréquentes, deux fois dans le même mois, et l'hémorrhagie dure de cinq à huit jours.

Il y a trois mois, la malade arrive à Paris, et est obligée de se mettre à de rudes travaux, dont elle n'avait pas l'habitude, et au mois d'octobre 1883, les règles manquent.

Au mois de novembre, elles reparaissent extrêmement abondantes et accompagnées de douleurs vives dans le côté gauche du ventre et dans les reins ; en décembre, la malade est obligée d'entrer à l'hôpital.

Les douleurs durent tout le mois de décembre, et en janvier le sang s'écoule avec des caillots noirâtres.

Cependant le ventre est souple, mais sensible à la pression sur la région ovarienne gauche.

Toucher. — Col un peu gros, porté dans la concavité du sacrum, le corps étant un peu incliné en avant.

Dans le cul-de-sac latéral gauche, on sent un peu de résistance. Il n'y a pas de tumeur proprement dite, mais en palpant l'hypogastre et en exerçant à sa surface une douce pression, on perçoit de très légers battements en même temps que s'augmente sous le doigt la sensation de résistance.

Souffle anémique à la base du cœur.

Traitement. — Cataplasmes laudanisés, injections émollientes, tampons à la glycérine. Régime lacté. Bromure de potassium.

La malade sort le 24 avril, et rentre au mois d'octobre, dans le service de M. Empis, où nous avons pu la suivre jusqu'en décembre.

Pendant toute l'année, les règles sont restées singulièrement abondantes et douloureuses ; la région ovarienne droite s'est prise pendant quelque temps.

A la fin de décembre, le *toucher* ne dénotait plus qu'une tumeur dans le cul-de-sac gauche, sans battements. La malade était extrêmement pâle et amaigrie, et avait fréquemment des attaques d'hystérie.

OBSERVATION XIV (personnelle).

Phlegmasie péri - ovarienne au début.

La nommée Gir... (Alb.), âgée de 25 ans, entre le 17 mai 1885, salle Sainte-Marie, n° 3, dans le service de M. Gallard, à l'Hôtel-Dieu.

Réglée à 15 ans, sans difficulté.

A 21 ans, premier accouchement.

A 22 ans, fausse couche de deux mois pendant une attaque de rhumatisme articulaire aigu. A la suite, elle est soignée, à Cochin, pour une pelvi-péritonite. Depuis cette époque la menstruation est régulière, mais s'accompagne de douleurs lombaires et abdominales inconnues jusqu'alors.

La malade entre à l'hôpital parce qu'elle souffre plus qu'à l'habitude. La palpation est douloureuse dans la région ovarienne gauche.

Toucher. — Dans le cul-de-sac latéral gauche, on trouve une petite tumeur que l'on ne peut circonscrire nettement avec le doigt; elle est entourée d'une zone d'empâtement sur laquelle on sent des battements.

Traitement. — 4 ventouses scarifiées. Injections, cataplasmes et lavements laudanisés.

19 mai. Les règles viennent et provoquent des coliques assèz vives; elles sont abondantes.

La malade sort dans les premiers jours de juillet, souffrant beaucoup moins.

OBSERVATION XV (personnelle).

Phlegmasie péri-ovarienne.

La nommée Bast..., 24 ans, entre le 12 mars 1885, salle Sainte-Marie, n° 8, à l'Hôtel-Dieu, dans le service de M. Gallard.

Elle est restée malade pendant deux ans, à l'époque de sa première menstruation qui s'est faite péniblement. A 15 ans 1/2, les règles viennent régulièrement, coulent sept ou huit jours et la santé se rétablit.

A 21 ans, premiers rapports très douloureux suivis d'une métrorrhagie de six jours.

En septembre 1884, accouchement pénible.

Au mois de janvier 1885, la malade vient à Paris, se livre à des excès de coït, même pendant les règles ; elle est prise de souffrances abdominales vives, d'une métrorrhagie qui dure un mois, et l'oblige à rentrer à l'hôpital.

12 mars. Le ventre n'est ni tendu, ni ballonné, mais la pression est douloureuse dans la fosse iliaque gauche.

Toucher. — Le vagin est chaud, lubréfié.

Le cul-de-sac latéral gauche est rempli par une volumineuse tumeur attenant à l'utérus et se prolongeant même en arrière de lui ; tumeur douloureuse à la pression en tous ses points, mais surtout au centre, et sur laquelle on perçoit des battements extrêmement nets.

L'utérus est comme enclavé de ce côté, et les mouvements qu'on lui imprime retentissent douloureusement dans tout le côté gauche.

On diagnostique un phlegmon du ligament large.

Traitement. — Vésicatoire, lavements et injections laudanisés, etc.

25 mars. — La douleur s'est calmée.

La tumeur inflammatoire a diminué et est divisée par un sillon dans lequel on insinue facilement la pulpe de l'index. La partie postérieure qui correspond au prolongement en arrière de l'utérus paraît craquelée, morcelée sous le doigt. Les battements sont encore très nets.

Second, puis troisième vésicatoire. Bains alcalins.

20 avril. Il ne reste plus dans le ligament large gauche qu'une tumeur arrondie, assez dure, du volume d'un petit œuf, sur laquelle on ne perçoit plus de battements. Elle est mobile,

douloureuse, et en combinant le palper hypogastrique et le toucher, on sent manifestement qu'elle est indépendante de l'utérus.

OBSERVATION XVI (personnelle).

Ovarite, phlegmasie péri-ovarienne, péritonite.

La nommée Pag..., 27 ans, entre le 29 janvier 1885, salle Sainte-Marie, n° 11, à l'Hôtel-Dieu, dans le service de M. Gallard.

Antécédents personnels strumeux.

Réglée à 11 ans 1/2 ; la menstruation se fait d'abord d'une façon irrégulière ; les règles se suspendent pendant un, deux mois, et même à l'âge de 16 ans pendant six mois.

A 16 ans 1/2, premiers rapports ; à 18 ans, grossesse et accouchement normal. A la suite, la malade souffre du ventre pendant plus d'un an. Le retour de couches vient au bout de six semaines, et à partir de ce moment les règles se montrent régulières durent trois ou quatre jours et sont douloureuses.

A 26 ans 1/2, à la suite de fatigues répétées et d'un travail pénible à la machine à coudre, les douleurs apparaissent plus vives et se localisent dans la région gauche du bas-ventre. Quelque temps après, la malade entre à l'hôpital et est soignée pour un phlegmon du ligament large. Elle sort guérie le 7 août 1884, mais rechute bientôt et rentre de nouveau.

29 janvier 1885. Le ventre a une apparence normale et la percussion est douloureuse seulement du côté gauche.

Toucher. — Le col utérin est dans l'axe du vagin. Dans le cul-de-sac gauche en haut et en arrière, on sent une petite tumeur ronde, mobile, sans battements extraordinairement douloureuse à la pression. Lorsqu'on enlève brusquement le doigt qui la comprime, la douleur subit une exacerbation violente.

27 février. Les souffrances sont excessives, la malade a perdu du pus par le rectum.

2 mars. La fièvre s'est allumée ; le ventre s'est ballonné, il est douloureux dans sa totalité. La malade a des vomissements verdâtres, son facies est devenu péritonéal.

Opium. Glace.

Le 7. Les traits sont toujours excavés, l'abdomen est tendu, mais les vomissements ont cessé. Diarrhée.

Le 16. La malade va mieux ; on applique du collodion sur le ventre.

Le 23. Le mieux s'est accentué.

Au toucher, on ne trouve plus la tumeur ovarienne, mais on sent à sa place une bande indurée qui remplit le cul-de-sac gauche en arrière.

24 avril. La malade qui n'avait pas vu ses règles depuis quatre mois les a aujourd'hui ; elles ont été précédées de vomissements et de douleurs.

À son entrée à l'hôpital, on n'avait constaté aucun symptôme de tuberculose, mais depuis, elle a beaucoup maigri, et aujourd'hui la percussion et l'auscultation révèlent au sommet droit, surtout en avant, des signes d'induration pulmonaire.

OBSERVATION XVII (personnelle).

Phlegmasie péri-ovarienne.

La nommée Si..., 28 ans, entre le 12 février 1875, à l'Hôtel-Dieu, dans le service de M. Gallard.

Réglée à 12 ans, toujours assez abondamment. Mariée à 20 ans. Le coït est très douloureux et la malade est obligée de s'en abstenir pendant trois mois. Les règles continuent à être régu-lières, mais durent dix à douze jours, elles sont douloureuses et parfois la malade a des coliques pendant quinze jours.

Elle es soignée par divers médecins, et à différentes époques ressent une certaine amélioration.

Jamais d'enfant, jamais de fausse-couche.

Dans ces derniers temps, les règles se montrent avec une

<table><tr><td>P. Dalché.</td><td style="text-align:right">5</td></tr></table>

avance, coulent vingt jours et s'accompagnent de douleurs intenses. Néanmoins la malade est obligée de faire une longue
marche, mais à son arrivée elle prend le lit et est transportée à
l'hôpital.

Le ventre est légèrement douloureux, mais non tendu.

Toucher. — Vagin très chaud, lubréfié ; col gros. Tout le culde-sac postérieur est rempli par une tumeur dure, qui n'est pas
arrondie, mais forme plutôt une sorte de bande en arrière de
l'utérus. Elle se prolonge dans les ligaments larges et à sa surface on perçoit des battements très nets. Elle n'efface pas complètement le cul-de-sac droit dans lequel on sent une bosselure
sur laquelle la pression est extraordinairement douloureuse. A
gauche, mêmes signes, mais moins nets.

3 mars. On trouve aujourd'hui à gauche une tuméfaction séparée par un petit sillon.

La bande du cul-de-sac postérieur est moins dure, elle est
comme morcelée sous le doigt.

La malade est forcée de sortir et revient à la consultation le
12 juillet. Nous constatons alors une rétroflexion légère, un
ovaire douloureux à gauche ; à droite, de la résistance au toucher
plutôt qu'une véritable tumeur.

Les règles continuent à être abondantes et douloureuses.

OBSERVATION XVIII (due à mon excellent collègue Brossard).

Métrite aiguë et ovarite double.

La nommée Mar..., 21 ans, entre le 17 janvier 1884, salle
Sainte-Marie, n° 3, à l'Hôtel-Dieu, dans le service de M. Gallard.

Réglée à 17 ans ; sa menstruation a toujours été irrégulière,
et de temps en temps elle voyait deux fois par mois. L'écoulement n'était pas douloureux, mais assez abondant ; les douleurs
étaient constantes quelques jours avant les règles.

Il y a dix jours, à la suite d'une fatigue, c'est-à-dire après avoir frotté un appartement pendant qu'elle avait ses règles, celles-ci se sont arrêtées complètement le premier jour de leur écoulement. A partir de cette époque la malade a eu de la fièvre, quelques envies de vomir, et des douleurs vives dans le bas-ventre, qui l'ont forcée à se mettre au lit. Les douleurs s'irradient dans les reins, et la malade se plaint de céphalalgie.

Elle n'accuse que des rapprochements sexuels très rares et très éloignés et affirme qu'elle ne peut être enceinte.

Etat à l'entrée. — Abattement assez marqué ; facies coloré, langue saburrale. Céphalalgie. Aspect de fièvre grave.

Au palper, le ventre paraît un peu tendu et un peu doulou-reux dans la fosse iliaque gauche. Pas de constipation.

Par le toucher, on trouve un col assez gros et un peu porté à gauche ; il est un peu ramolli superficiellement, comme celui d'une femme au début de la grossesse. L'utérus est un peu dou-loureux, mais les culs-de-sac sont libres.

Diagnostic. — Métrite aiguë.

Traitement. — Ventouses scarifiées sur l'hypogastre. Repos.
19 janvier. Huile de ricin, 30 grammes.

Le 20. Température 38°,4. La malade se plaint de douleurs assez vives.

Le 23. Depuis hier la malade se plaint de douleurs plus fortes dans le côté droit de l'hypogastre. *Au toucher,* on trouve le col plus ramolli, non ulcéré ; le cul-de-sac postérieur est rempli de matières fécales, et dans le cul-de-sac droit on trouve une tumeur grosse comme une mandarine, douloureuse, mais ne présentant pas de battements. Le vagin est très chaud. Peu d'appétit. Langue saburrale. Lavement, vésicatoire.

Le 24. On trouve dans le cul-de-sac gauche une seconde tumeur.

Les douleurs abdominales, qui avaient presque disparu, com-mencent à réapparaître.

Température, 38°.

Le 25. Les douleurs continuent.

Au toucher. — Dans le *cul-de-sac droit,* tumeur grosse comme un petit œuf, arrondie, lisse, avec quelques battements. Cette tumeur est mobile et ne fait pas corps avec l'utérus. Pas d'empâtement périphérique.

A gauche, autre tumeur, mais moins caractérisée.

Température, 37°,4.

Vésicatoire à droite.

Le 26. Mieux sensible. Le ventre n'est plus douloureux du côté droit (vésicatoire). A gauche, il est toujours sensible.

Tumeur un peu plus manifeste à gauche par le toucher.

Col moins gros, entr'ouvert, corps antéfléchi.

1/4 de lavement laudanisé. Temp. soir, 37°,4.

Diagnostic. — Ovarite double.

Le 27. Temp. matin, 37°; soir, 38°,2.

Douleur presque nulle à droite par la pression du ventre. A gauche, douleur assez intense localisée à la région ovarienne.

1er février. Plus de tumeur à droite. Tumeur à gauche.

4 mars. Le mieux a toujours persisté.

Toucher. — Cul-de-sac latéral droit, antérieur et postérieur libres. Un peu de résistance à gauche.

Le 18. Le col est gros, légèrement entr'ouvert, un peu dirigé an arrière. Les tissus péri-utiérns sont souples en arrière. En avant et sur le côté droit.

A gauche, près du col, petite tumenr qui en est séparée par un sillon. Pas de battements.

La malade se sent très bien et demande à quitter 'hôpital. Elle va au Vésinet.

OBSERVATION XIX.

British Gynæcological Society, séance du 25 mars 1885.)

M. le Dr Edis présente au nom du Dr Burton (de Liverpool) un cas d'abcès des ovaires.

Mme P..., 32 ans, mariée depuis dix ans, mère de 3 enfants (le dernier âgé de 5 ans), n'ayant jamais fait de fausse-couche,

s'est soumise, assez irrégulièrement d'ailleurs, aux soins de
M. Burton depuis quatre ans. Quand elle vint consulter pour la
première fois, elle présentait une déchirure double du col utérin
profonde, si profonde que le col ressemblait à deux brides sail-
lantes au fond du vagin. L'utérus était assez fixé pour qu'il fût
impossible de l'attirer en bas, ainsi qu'on s'en aperçut dans une
tentative sans résultat de trachélorrhaphie. La patiente souffrait
en même temps d'accès périodiques revenant à des intervalles
de quatre à six semaines et s'accompagnant d'une hyperthermie
extrême atteignant parfois 104 (Farenheit), pendant que le pouls
battait 150 ; la faiblesse et la souffrance pelvienne ne décessaient
pas.

Les choses restèrent en cet état, tantôt avec quelques amélio-
rations, tantôt avec quelque aggravation des symptômes, pendant trois mois durant lesquels le Dr Burton ou son collègue le
Dr Davies virent fréquemment la malade.

L'an dernier, en novembre, celle-ci se fit admettre à l'Hôpital
des femmes, à Liverpool, pour se soumettre à une nouvelle tentative de trachélorrhaphie ; le Dr Daviès réussit cette fois à res-
taurer un côté du col. Mais l'opération fut immédiatement suivie
d'une violente cellulite pelvienne qui s'étendit jusqu'à près de
deux pouces au-dessus du pubis. La patiente demeura à l'hôpital soumise aux cataplasmes, à l'iode sur les parois abdominales,
au « salphide of calcium », etc, jusqu'au début de ce mois. Alors
le Dr Curton, en dernier recours, résolut de tenter ce devant
quoi il avait toujours hésité : l'ablation des appendices utérins.
Il n'oubliait pas que la paramétrite et la périmétrite avaient
suivi deux précédentes tentatives, que les crises pyrémiques
étaient périodiques, que le pouls atteignait quelquefois 160 et ne
descendait jamais au-dessous de 120. On constatait par l'exploration une large poche fluctuante, occupant le côté gauche de
l'utérus qui fut diagnostiquée : abcès du ligament large gauche.

2 mars. L'abdomen fut ouvert. On reconnut alors et l'on mit
vite à découvert une large collection fluctuante, jugée encore à
ce moment, située dans le ligament large ; elle était en effet sur-

montée par la trompe de Fallope. L'aiguille aspiratrice plongée dans le kyste évacua à peu près trois onces de pus fétide.

Examinant alors le côté droit, le Dr Burton trouva les appendices confondus en une masse et appliqués contre la paroi pelvienne. Non sans difficulté, il parvint à les isoler, les lier et les retirer. Revenant alors au côté gauche, avec des tractions assez fortes, il libéra le kyste et la trompe et en fit l'extraction.

A l'examen qui suivit, on reconnut que l'ovaire gauche était le siège d'un gros abcès avec une membrane pyogénique épaisse, assez lâche ; l'ovaire droit était rempli d'un grand nombre de petits abcès très apparents à la coupe. Les deux tubes de Fallope étaient dilatés et contenaient une matière d'apparence caséeuse disposée çà et là sur les parois.

Le soir même la patiente voyait son pouls tomber à 100, chiffre qui n'a plus été dépassé pendant la guérison, qui s'effectua sans aucune interruption, malgré une petite complication éprouvée au troisième jour quand on voulut retirer le tube à drainage. En effet l'épiploon s'était engagé dans les deux trous du drain; on dut retirer tout ensemble drain et épiploon hors l'abdomen et détacher ensuite l'épiploon avec les doigts.

A la présente date (21 mars), il n'y a pas eu retour des accès, ni des poussées fébriles. Au point de vue du pronostic, il y aurait intérêt à savoir si la matière caséeuse trouvée dans les trompes est de nature tuberculeuse.

L'extrême rareté des abcès de l'ovaire donne un grand intérêt à cette observation.

Le Dr Edis partage l'opinion du Dr Burton quant à la grande rareté des abcès de l'ovaire.

OBSERVATION XX.

(Bull. de la Société anatomique.)

Péritonite aiguë survenue à la suite de la compression de l'ovaire gauche chez une hystérique. Mort. (Par J. Comby, interne des hopitaux.)

D... (Alph...), 18 ans, couturière, entre le 6 avril 1880, à l'hôpital Lariboisière, service de M. Proust, salle Sainte-Marie, n° 21.

Cette jeune fille, habituellement bien portante, a été réglée à 16 ans. Depuis un an, elle a des attaques d'hystérie, boule hystérique, grands mouvements, etc. Elle est entrée déjà à l'hôpital Necker et à l'hôpital Tenon.

Elle présente une hémianesthésie complète du côté gauche, portant sur la sensibilité générale et sur les sens spéciaux : vue, ouïe, goût, odorat. Parmi les couleurs, l'œil gauche ne peut conserver que le rouge. L'ovaire gauche est très sensible à la pression ; on peut, en exerçant une pression sur cet ovaire, provoquer une attaque, de même qu'on peut l'arrêter lorsqu'elle s'est déclarée spontanément.

8 avril. L'application de deux aimants, à gauche. ramène en quelques minutes la sensibilité générale et spéciale de ce côté ; mais, par contre, l'hémianesthésie passe à droite, il y a transfert. Les aimants sont enlevés, et, bientôt, l'hémianesthésie repasse à gauche.

Le 14. La malade a une grande attaque ; on lui comprime l'ovaire gauche avec beaucoup de modération, en se servant de la main. L'attaque cesse, mais il persiste un peu de sensibilité dans le ventre.

Le 15. La douleur abdominale est plus aiguë ; elle se généralise, le ventre se ballonne et des vomissements bilieux apparaissent.

Les 16 et 17. Tous les accidents s'aggravent, le ventre devient extrêmement sensible à la moindre pression ; la face est pâle et anxieuse; le pouls petit et fréquent, les extrémités froides. La malade n'ayant pas uriné depuis plus de vingt-quatre heures, nous pratiquons le cathétérisme et nous ne retirons que quelques gouttes d'urine.

La mort arrive le 17 avril, à quatre heures du soir, trois jours après la compression de l'ovaire.

Autopsie. — 19 avril. Péritonite généralisée avec épanchement purulent dans la cavité péritonéale. Dans le petit bassin, le pus est plus abondant et plus épais, et l'on aperçoit des fausses membranes récentes et très vasculaires qui unissent l'utérus à la vessie. Le maximum des lésions a nettement pour siège l'appareil utéro-ovarien. Les ovaires et les trompes, ainsi que la partie supérieure de l'utérus, sont recouverts de fausses membranes vasculaires; ces lésions prédominent sur l'ovaire gauche. Les ganglions lombaires sont altérés; à l'union de la veine rénale gauche et de la veine cave, existe un gros ganglion suppuré. La dissection des ligaments larges, faite avec le plus grand soin par M. Mayor, qui a bien voulu nous prêter son précieux concours, montre du côté droit une traînée lymphatique suppurée. Les ovaires sont manifestement ramollis et congestionnés à un fort degré. Le cul-de-sac utéro-rectal se présente sans exsudats d'aucune sorte,

Incisant l'utérus, nous voyons sa cavité remplie par un liquide grisâtre, peut-être purulent; au niveau des orifices des trompes et des arbres de vie, une injection vive. La pression sur les trompes donne issue à un liquide analogue à celui de la cavité utérine. Le vagin offre aussi dans son intérieur le même liquide sale, mais ne présente pas de lésions de la muqueuse, de telle sorte que, pour nous, ces altérations sont cadavériques ou récentes et, dans tous les cas, d'ordre secondaire.

Remarques. — Le point de départ de la péritonite est évidemment dans les ovaires, et surtout dans l'ovaire gauche. La pression exercée sur le ventre a-t-elle été la cause des accidents ?

Nous nous contentons de relever la coïncidence :

Le 14. Compression de l'ovaire gauche chez une hystérique, jusqu'à ce moment très bien portante.

Le 15. Péritonit .

Le 17. Mort.

Nous croyons qu'un tel fait peut se passer de commentaires.

M. Landouzy demande si l'on est bien sûr qu'il n'y a pas de cause prédisposante.

M. Mayor dit qu'il existait autour des ovaires des fausses membranes vasculaires qui pourraient indiquer qu'il y avait une inflammation antérieure à la compression.

M. Charcot fait remarquer que, malgré le nombre considérable d'hystériques qu'il a vu comprimer, quelquefois pendant plusieurs heures, il n'a jamais observé d'accidents semblables.

OBSERVATION XXI.

(Darolles. Contribution à l'étude de l'ovarite. *Annales de Gynécologie*, 1876, p. 419.)

L... (Augustine), âgée de 34 ans, est entrée, le 6 mars 1876, dans le service de M. Gallard, salle du Rosaire, n° 14.

Les antécédents de la malade ne présentent rien de particulier à signaler. Depuis l'époque où les règles parurent pour la première fois, c'est-à-dire depuis l'âge de 17 ans, elle n'a ressenti, du côté des organes de la génération, aucun symptôme digne d'être mentionné.

Dans le courant de l'année 1875, elle devint enceinte. Elle arriva sans encombre jusqu'au terme de sa grossesse. L'accouchement fut assez laborieux, et ce n'est qu'après deux jours de douleurs que, dans le milieu de janvier dernier, elle accoucha naturellement d'un enfant mâle bien portant.

Trois jours après ses couches elle ressentit, dans la région abdominale inférieure, des douleurs assez vives pour la condamner à un repos absolu pendant une vingtaine de jours. Ce

repos prolongé, un séjour d'assez longue durée au Vésinet, l'abs-
tention de tout travail pénible, furent loin d'apaiser les douleurs,
qui, bien au contraire, ne firent que gagner d'intensité et forcè-
rent notre malade à demander son admission à la Pitié.

Malgré les douleurs qu'elle accuse, la malade jouit encore
d'une santé en apparence excellente : son embonpoint et ses
forces sont conservés et, quoique l'appétit ait un peu diminué,
qu'il existe un léger degré de constipation, les fonctions digestives se font assez normalement.

Les organes de la respiration sont sains, et le cœur, à l'excep-
tion d'un léger souffle anémique de la base, fonctionne régulièrement.

Etat complet d'apyrexie.

Le ventre est souple et ne présente ni ballonnement, ni sensibilité trop vive à la pression. Ce n'est qu'en appuyant assez fortement dans la région iliaque droite, sur la partie moyenne de
la ligne étendue de l'épine iliaque antérieure et supérieure au
pubis, qu'on finit par déterminer une douleur assez vive pour
arracher un cri à la malade. Mais cette exploration ne révèle ni
tumeur, ni empâtement profonds.

Au toucher, on constate les signes suivants : la muqueuse vaginale est chaude et abondamment baignée par un mucus épais;
le col est gros, entr'ouvert, porté à gauche ; les lèvres qui limitent l'ouverture du col sont rugueuses et déchiquetées; le cul-
de-sac latéral droit abaissé est le siège d'un empâtement manifeste, au niveau duquel le doigt perçoit des battements artériels.

Les autres régions qui environnent le col utérin ont conservé
leur souplesse normale.

En face de ces signes, on porte le diagnostic de *phlegmasie
péri-utérine.*

Prescription. — Repos au lit, 6 ventouses scarifiées sur la région iliaque droite, purgatif léger.

Le 11 mars, la malade est examinée au spéculum : on voit alors
sur la lèvre antérieure, profondément éraillée, une vaste ulcéra-
tion papillaire, qu'on cautérise au nitrate acide de mercure.

Du 11 au 18 mars n'apparaît aucun nouvel accident : bien mieux, la malade souffre beaucoup moins ; elle a recouvré, en partie, sa gaieté et songe déjà à quitter l'hôpital.

Mais dans la nuit du 18 au 19 mars, la malade est subitement prise d'une douleur abdominale excessivement vive, qui fut accompagnée de deux vomissements verdâtres.

A la visite du matin, le 19 mars, nous la trouvons dans un état complet de prostration : la voix est éteinte, le facies est grippé, les yeux sont profondément creusés, et un hoquet presque continu a succédé aux vomissements.

La peau est froide ; le pouls, presque imperceptible, bat 96 à la minute. Température axillaire 35°.

Le ventre est légèrement ballonné et modérément douloureux à la pression ; les urines sont supprimées.

Prescription. — Thé au rhum, glace à l'intérieur, frictions alcoolisées, application d'une couche de collodion sur le ventre.

Loin de s'améliorer, l'état général va sans cesse en s'aggravant : les extrémités se cyanosent, l'algidité se prononce de plus en plus (34°), et la malade meurt dans la soirée, ayant conservé toute sa connaissance jusqu'au dernier instant.

Autopsie. — *Cage thoracique.* — Le poumon gauche renferme, disséminés çà et là dans les deux lobes, quelques tubercules ayant subi la transformation calcaire. Le poumon droit est intact.

Le cœur est absolument sain.

Cavité abdominale. — L'intestin, fortement distendu par le gaz, s'échappe brusquement par l'ouverture pratiquée dans la paroi abdominale. Des brides nombreuses, minces, transparentes et peu résistantes unissent les unes aux autres les anses intestinales.

Toute la surface péritonéale est rouge, tomenteuse et parcourue par de fines arborisations vasculaires.

Le cul-de-sac recto-utérin est comblé par une masse rougeâtre, gélatineuse, constituée par de la fibrine coagulée.

L'examen attentif de l'intestin ne permet de constater, sur cet organe, aucune solution de continuité.

Organes génitaux.— Le corps de l'utérus est comme enchâssé au milieu de produits inflammatoires de date déjà ancienne, qui occupent de préférence le cul-de-sac postérieur et le ligament large droit. Il est relié, par des brides filamenteuses, en grand nombre, au rectum, et par deux tractus fibreux organisés et résistants à l'S iliaque.

Sa face antérieure est unie à la face postérieure de la vessie par quelques brides fibreuses; mais, dans le cul-de-sac utéro-vésical, les néoformations inflammatoires sont loin d'être aussi compactes que dans le cul-de-sac recto-utérin.

Les annexes utérines perdues au milieu de ce tissu phlegmasique ne sont que difficilement reconnaissables à la simple inspection. Seules, les trompes, augmentées de volume, flexueuses, se reconnaissent à la formation spéciale de leur pavillon.

La trompe du côté gauche, recouverte en partie par les fausses membranes, est reliée au rectum par une bride partant d'une des franges du pavillon. Tout à côté de son orifice péritonéal, on aperçoit une petite solution de continuité à bords déchiquetés qui fait communiquer l'intérieur du conduit avec la cavité du périritoine. De cette ouverture normale, ainsi que du pavillon de la trompe, suinte un liquide purulent, lorsqu'on vient à exercer une légère pression sur cet organe.

La trompe du côté droit est, elle aussi, fixée à la partie inférieure du cul-de-sac, maintenue dans cette situation par des adhérences et gorgée de pus.

Quant aux ovaires, ce n'est qu'après dissection, qu'on peut étudier les rapports nouveaux qu'ils affectent.

L'ovaire du côté gauche apparaît dans une situation relativement élevée. Il est fixé à l'union du col avec le corps. Il est petit, mou, aplati, et présente, au niveau de son bord supérieur, une petite tumeur kystique.

Quant à l'ovaire droit, il semble, au premier abord, occuper une situation plus inférieure; mais, en raison de l'obliquité de l'utérus à gauche, il se trouve, en réalité situé sur un point assez éloigné du bas-fond du cul-de-sac postérieur.

Ces données nous expliquent les résultats du toucher vaginal.

Le volume de l'ovaire droit est bien supérieur au volume de 'ovaire du côté opposé. Nous parlerons, à propos de l'examen microscopique, des détails qu'il présente à la coupe.

Le tissu utérin est mollasse. La muqueuse utérine n'est ni congestionnée ni ulcérée.

Examen microscopique de l'ovaire droit. — Le stroma ainsi que les follicules présentent des traces non équivoques d'un travail inflammatoire à divers degrés d'évolution, suivant les parties de l'organe examinées.

Sur la coupe de l'ovaire, faite suivant le grand axe, on aperçoit un semis cohérent de petits points abcédés. Ces collections purulentes miliaires sont séparées les unes des autres par du tissu interstitiel vivement congestionné. En certains points, et notamment au-dessous de l'enveloppe ovarienne, on rencontre des abcès d'un volume plus considérable, résultant probablement de la fusion de deux ou plusieurs abcès miliaires.

A un faible grossissement, on n'aperçoit que quelques rares follicules, encore reconnaissables à leur paroi externe à double contour et à leur contenu granuleux. Mais le plus grand nombre a disparu et est représenté par les abcès miliaires dont nous avons parlé.

Ces collections purulentes, d'inégales dimensions, suivant les points où on les examine, présentent, en certaines régions, et principalement dans fa partie profonde de la substance corticale, les dimensions légèrement accrues des follicules sains. Cette donnée, rapprochée de cet autre fait, à savoir qu'ils sont séparés les uns des autres par un stroma fibrillaire, nous autorise à leur assigner les follicules pour siège.

Cette démonstration est rendue plus évidente lorsqu'on se sert d'un grossissement plus fort. Alors, en effet, on constate des signes d'inflammation commençante dans les follicules qui ne sont pas encore entièrement détruits. Ces derniers sont augmentés de volume et mesurent de 1 à 3 mm. au lieu de 0^{mm},5, qui est leur dimension normale. Augmentation du nombre des cellules, épanchement du sang, reconnaissable à la présence de quelques cristaux d'hématine, telles sont les causes probables d e la distension des follicules. Aussi, est-il impossible, au milieu de cette prolifération cellulaire, de retrouver l'ovule, qui peut aussi avoir disparu sous l'influence de la compression exercée par les éléments de nouvelle formation.

Les cellules accumulées dans la cavité du follicule sont de formes variées et présentent, quelques-unes du moins, des altérations régressives. Les unes, ce sont les moins nombreuses, ne sont que les cellules normales profondément modifiées : elles sont turgides, très distendues, fortement granuleuses, privées de noyaux et en voie de subir la transformation graisseuse. Celles, au contraire, qui constituent la majeure partie du contenu folliculaire sont des cellules sphériques de 6 à 8/1000 de millimètre de diamètre, granuleuses, renfermant un noyau ovoïde, que l'action de l'acide acétique rend plus apparent, et un nucléole très avide de carmin.

La paroi propre du follicule n'est plus reconnaissable et se confond avec le tissu ambiant.

Quant aux altérations du stroma, quoique moins profondes que celles des follicules, elles sont néanmoins des plus manifestes. Il est aisé de retrouver la construction normale de ce tissu (tissu conjonctif fibrillaire, nombreux corpuscules conjonctifs disposés en lamelles). Mais, à côté de ces divers éléments normaux, on aperçoit, soit entre les lamelles, soit infiltrées entre les éléments propres, des cellules embryonnaires analogues à celles que nous avons décrites plus haut et qui témoignent que ce tissu n'a pas échappé au processus inflammatoire.

Observation XXII.

(Bouveret. Contribution à l'étude de l'ovarite, *Annales de Gynécologie*, 1875, p. 427.)

M. B..., femme F..., âgée de 33 ans. Antécédents tuberculeux. La mère est morte d'une maladie de poitrine.

— Les règles s'établissent à 12 ans, sans aucun accident.

A 27 ans, deuxième grossesse. Accouchement à terme : la malade renonce à nourrir, se sentant trop faible.

A cette époque, elle était concierge, habitait un logement froid, humide, et travaillait beaucoup.

Son deuxième enfant meurt à l'âge de un an, présentant des symptômes de méningite tuberculeuse.

La santé de cette femme avait été jusqu'alors assez bonne : les règles avaient reparu deux mois après le dernier accouchement ; mais, à cette époque, elle commença à souffrir de la poitrine : toux, point de côté, fièvre le soir, amaigrissement, perte des forces. Elle reste deux mois au lit et se relève complètement guérie. Des pertes blanches se sont établies et n'ont pas cessé depuis.

Même état jusqu'en janvier 1873. La malade remarque que ses règles sont beaucoup plus abondantes que par le passé, elles durent une semaine environ chaque fois, avancent de quelques jours. Cependant pas de douleurs manifestes. Dans la période intermenstruelle, leucorrhée continue.

Au mois d'août de la même année, sans cause appréciable, métrorrhagie très abondante, qui débute quelques jours avant les règles et dure près de deux semaines. Le ventre était un peu ballonné depuis quelque temps, et la malade avait ressenti quelques douleurs sourdes dans les reins. La perte s'arrête sous l'influence du repos au lit : mais les douleurs lombaires qui l'avaient annoncée persistent et s'aggravent à chaque menstruation. La constipation devient habituelle, la défécation douloureuse, pas de troubles de la miction.

Les mêmes accidents reparaissent en septembre et en décembre, mais cette fois plus sérieux : fièvre, nausées, vomissements, douleurs abdominales. La malade entre à la Pitié vers la fin d'octobre.

La perte avait cessé depuis trois jours ; l'état n'en était pas moins grave. Douleurs très vives à l'hypogastre et dans le petit bassin, exaspérées par la marche, la station verticale et même les mouvements dans le lit : aussi la malade se tient-elle immobile dans le décubitus dorsal. Ces douleurs abdominales retentissent péniblement dans les reins.

Le ventre est tendu, chaud, très douloureux à la palpation.

Peau moite ; pouls, 90.

Langue saburrale, soif, anorexie, nausées, constipation.

Le toucher donne les résultats suivants :

Sensation de chaleur dès que le doigt pénètre dans le vagin ; col très élevé, gros et mou. Utérus peu mobile, comme enclavé, culs-de-sac déprimés, présentant de l'empâtement diffus, sans tuméfaction bien limitée : la pression y développe de la douleur. On ne peut y sentir des battements artériels. M. Gallard diagnostique : *Métrite et péritonite*, faisant d'ailleurs remarquer que cette péritonite a son point de départ dans le petit bassin, dans les organes génitaux internes, les ovaires probablement. On prescrit : purgatifs légers, cataplasmes, injections émollientes, lavements laudanisés ; quelques jours après, application de vésicatoires à l'hypogastre. Des signes de tuberculisation commençante contr'indiquent les émissions sanguines.

Cette poussée de péritonite aiguë ne tarde pas à se calmer.

Quelque temps après, le toucher donnait de nouveaux résultats. Dans chaque cul-de-sac on sent une tumeur limitée, que l'on reconnaît pour l'ovaire enflammé : la tumeur gauche est plus volumineuse que la droite. Battements artériels très appréciables. Le diagnostic se complète : *Ovarite avec péritonite et phlegmon péri-utérin*.

Cependant les douleurs abdominales et la fièvre reparaissent :

et d'autre part, les lésions pulmonaires s'aggravent de plus en plus. Vésicatoires, calomel, opium.

A la fin de novembre, il était évident que la tumeur droite avait diminué sensiblement.

10 décembre. Elle avait disparu ; au contraire, la tumeur du côté gauche augmentait de volume et devenait plus molle au toucher. Survint ensuite un peu d'amélioration ; la malade voulut alors rentrer chez elle, fin mars 1874.

Trois mois après, le 18 juin 1874, elle rentrait de nouveau dans le service. Pendant ce temps, la phtisie pulmonaire avait marché rapidement ; fièvre intense, dyspnée, amaigrissement considérable, toux fréquente ; on soupçonne l'existence d'une granulie.

Quant à l'ovarite, les signes s'en étaient peu modifiés : on sentait toujours par le toucher une tumeur très appréciable dans le cul-de-sac latéral gauche, tandis que le droit paraissait entièrement libre.

La malade se plaignit jusqu'à la fin d'une vive douleur à l'hypogastre.

Mort le 17 juillet 1875.

Autopsie. — Les deux poumons présentent aux sommets des lésions tuberculeuses anciennes, et dans toute leur étendue, une éruption confluente de granulations.

Péritonite ancienne remontant jusqu'à l'ombilic, mais dont les lésions sont d'autant plus prononcées qu'on se rapproche davantage du bassin.

Anses de l'intestin grêle réunies par des fausses membranes : on n'y trouve pas traces de tubercules, non plus que dans tout le reste de la cavité abdominale. Notable quantité de pus accumulé entre la vessie, l'utérus et le rectum.

Collection purulente enkystée de fausses membranes en arrière de l'utérus et à droite, mais relativement très élevée ; le péritoine semble se réfléchir de l'utérus sur le rectum au niveau du tiers supérieur de l'utérus ; le reste du cul-de-sac utéro-rectal est effacé par des adhérences.

P. Dalché.

6

En avant de l'utérus, sur la face antérieure de cet organe et sur la vessie, le péritoine est épaissi par plaques et présente çà et là des teintes ardoisées: mais les lésions de la séreuse sont beaucoup plus prononcées et certainement plus anciennes dans la moitié postérieure du petit bassin, en arrière des ligaments larges et de l'utérus. C'est là que cette péritonite semble avoir pris naissance, pour se propager ensuite dans diverses directions. On y trouve des fausses membranes multiples, quelques-unes épaisses, organisées, par conséquent anciennes, toutes plus ou moins infiltrées de pus, mais surtout développées à droite au-dessus de la fossette rétro-ovarienne, où elles limitent la collection purulente dont il a été déjà question.

A côté de ces lésions de la séreuse péritonéale, il en existe d'autres de même nature dans le tissu cellulaire péri-utérin. En effet, on trouve dans ce tissu des traces de phlegmasie ancienne.

La partie supérieure de la cloison recto-vaginale présente un épaississement manifeste. Les trois ailerons des ligaments larges sont intimement soudés dans toute leur étendue, non seulement par des brides péritonéales, mais aussi par l'induration du tissu cellulaire de ces ligaments. Il est vrai que ce phlegmon est beaucoup moins étendu que la péritonite qui l'accompagne, et dont les symptômes ont d'ailleurs dominé pendant le cours de la maladie.

L'utérus est relativement sain.

Le parenchyme présente sa consistance et sa coloration habituelles. Quant à la muqueuse, très légèrement congestionnée au niveau du corps, elle montre, au niveau du col, des plaques ardoisées et des follicules hypertrophiés; il existait donc de la métrite de la muqueuse cervicale.

Les altérations des trompes et des ovaires diffèrent à droite et à gauche, et nécessitent une description distincte. A droite, la trompe, très déviée de sa situation normale, est rejetée en arrière et en bas; elle décrit, sur la face postérieure de l'utérus, un S allongé, d'ailleurs immobilisée dans cette position vicieuse par des adhérences péritonéales anciennes.

Des adhérences de même nature soudent entre elles toutes les franges du pavillon. La cavité de cet organe est à peine distincte, elle ne contient pas de pus. La muqueuse de ce pavillon semée de taches ardoisées, épaissie, se confond avec les tissus sous-jacents. Le reste de la trompe présente des lésions analogues : augmentation de volume due surtout à l'épaississement des tuniques muqueuse et sous-muqueuse, effacement de la cavité centrale, taches ardoisées de la muqueuse. L'ovaire droit est également rejeté en bas et en arrière, au-dessous du crochet de la trompe, sur les côtés de l'utérus, au niveau des insertions vaginales. Le bord libre convexe est tourné en bas, et le bord adhérent regarde en haut. Il est petit, comme ratatiné, revenu sur lui-même : le diamètre transverse [atteint à peine 2 centim. 1/2, l'antéro-postérieur 5 millimètres. La surface en est rugueuse, inégale. A la coupe, le tissu blanchâtre, induré, crie sous le scalpel. Plus loin, nous décrirons les lésions microscopiques de cet ovaire.

A gauche, la direction de la trompe est normale ou à peu près. Du reste, cette trompe, comme celle du côté droit, est le siège d'une inflammation chronique, portant de préférence sur la muqueuse et le tissu sous-muqueux. Le pavillon, dont toutes les franges sont soudées, confondues, se trouve transformé en une cavité du volume d'une noisette, contenant un pus épais, blanchâtre. Cette cavité communique par un petit orifice avec celle dont est creusé l'ovaire correspondant. Enfin, la face postérieure de ce pavillon adhère très intimement à la face antérieure du rectum.

Entre la trompe et l'utérus, proéminant fortement sur le rectum qu'il comprime contre le sacrum, libre par la face supérieure, mais très adhérent au rectum par la face postérieure, apparaît l'ovaire gauche. Il est volumineux, gros comme un œuf de poule à peu près. Incision transversale : issue d'une cuillerée de pus crémeux, bien lié, sans grumeaux. On constate facilement que cet abcès communique avec celui du pavillon. Les adhérences au rectum sont surtout développées à l'extrémité externe du diamètre transverse : en ce point, vascularisation très abondante, nombreuses taches pigmentaires : très probablement, la collection purulente était en train de se frayer une issue par le rectum. Ainsi l'ovaire se trouve transformé en un véritable abcès. La paroi, espèce de coque fibreuse, présente une épaisseur de 3 à 4 millim., à peu près égale dans tous les points, sauf au niveau de la trompe, où elle se creuse d'un orifice de communication. Sur la coupe de cette paroi, on distingue aisément deux couches, l'une externe, grisâtre et plus friable, l'autre interne, blanchâtre, d'aspect fibroïde et plus résistante. En aucun point de cette paroi, on ne rencontre de petits abcès, communiquant ou non avec la grande collection purulente.

Examen histologique. — *Ovaire droit.* — A l'état normal, le stroma de l'ovaire est constitué dans la substance corticale par un tissu conjonctif fibrillaire serré avec de nombreux corpuscules conjonctifs fusiformes (Kœlliker). Or, dans cet ovaire, le stroma est profondément modifié. Il n'y a plus trace de corpuscules conjonctifs fusiformes ou corps fibro-plastiques : on ne rencontre dans toute l'épaisseur de l'organe, aussi bien dans la substance médullaire que dans la substance corticale, que des faisceaux épais de tissu conjonctif complètement développé, onduleux et diversement entrecroisés. Cependant, dans la substance corticale, la direction transversale, parallèle à la surface libre, semble prédominer ; çà et là, sur les préparations, se montre la coupe de vaisseaux remplis de globules de sang. Les tuniques de ces vaisseaux participent à la même altération, elles sont fibreuses et beaucoup plus épaisses qu'à l'état normal.

Les taches pigmentaires qu'on peut voir à l'œil nu sur la coupe de l'organe sont constituées par l'agglomération de certains points, et de préférence dans la substance corticale, d'un grand nombre de granulations d'hématosine, de forme et de volume très variable. Les follicules n'ont pas disparu ; on les reconnaît aisément ; mais ils sont très altérés et paraissent beaucoup moins nombreux qu'à l'état normal. Au milieu des faisceaux lamineux entrecroisés, on rencontre des espèces de fentes, les unes allongées, ovalaires, les autres étoilées ou plus régulières encore : ce sont des follicules. L'enveloppe conjonctive distincte formée de deux couches a complètement disparu, ou plutôt elle se confond avec le tissu conjonctif du stroma. Dans aucun de ces follicules, on ne trouve d'ovule ; mais le revêtement épithélial persiste eu plusieurs points, représenté par quelques cellules pavimenteuses plus ou moins régulièrement alignées sur le bord de ces espèces de fentes.

Les parois opposées de ces follicules sont presque partout en contact : beaucoup ne sont plus figurées que par une double rangée de cellules épithéliales. Tous ces aspects présentés par les follicules sont assez comparables à ceux que donnent dans la sclérose du poumon les alvéoles pulmonaires aplatis et perdus au sein du tissu conjonctif.

Ovaire gauche. — Il était intéressant de rechercher s'il existait encore des traces de follicules dans les parois de la collection purulente. Les deux couches, d'épaisseur à peu près égale, qu'on y distingue à l'œil nu, offrent une structure bien différente. La couche interne, d'aspect fibroïde, blanchâtre et résistante, est formée de faisceaux épais et compacts de tissu conjonctif complètement développé. Tous ces faisceaux, d'aspect fibrillaire, sont régulièrement superposés et s'entrecroisent sous des angles très aigus : leur disposition rappelle celle des lames de la cornée. Çà et là apparaissent des espèces de fentes ou lacunes très allongées, fusiformes et parallèles aux faisceaux lamineux. A première vue, on pourrait les prendre pour des corps fibro-plastiques, mais, avec un grossissement suffisant, on reconnaît qu'il s'agit d'espaces libres ménagés entre les faisceaux et non d'éléments conjonctifs fusiformes. Quelques lacunes contiennent des granulations graisseuses. D'autres plus développées, surtout entre les lames les plus internes, contiennent un certain nombre de cellules présentant les caractères des cellules embryonnaires. Ces cellules, très abondantes sur la face interne de la coque fibreuse au contact du pus, y forment une couche continue. Des granulations d'hématosine sont disséminées entre les faisceaux ou bien agglomérées en quelques points.

Tout ce tissu ne présente aucune analogie avec le stroma de l'ovaire, c'est un tissu conjonctif de nouvelle formation, comparable au tissu lardacé des inflammations phlegmoneuses chroniques.

La couche externe, vivement colorée par le carmin, tranche, par son aspect sur la couche interne, très faiblement colorée, et dont les lames les plus profondes, riches en cellules, présentent seules des ilôts rougeâtres. Dans cette couche externe, les faisceaux lamineux, moins épais, plus onduleux, rappellent le stroma de l'ovaire. Ils circonscrivent des espaces, des aréoles de forme et d'étendue variables. Toutes ces aréoles sont remplies de cellules dites embryonnaires, très abondantes, surtout dans les aréoles les plus rapprochées de la face péritonéale. Les parois des vaisseaux sont également infiltrées d'éléments cellulaires. Enfin, dans cette couche, on trouve des follicules. Les plus profonds présentent une altération analogue à celle des follicules de l'ovaire droit; ils sont petits, ratatinés, sans parois distinctes, transformés en espèces de fentes, les unes allongées ovalaires, les autres étoilées, sur le bord desquelles on reconnaît les restes du revêtement épithélial. Les follicules plus superficiels conservent à peu près une forme arrondie; ils sont beaucoup plus volumineux que les précédents.

L'enveloppe conjonctive se distingue facilement du stroma, mais elle est remplie d'éléments cellulaires, répandus au milieu des petits faisceaux lamineux qui la constituent. La cavité, très réduite, est remplie d'une substance finement granuleuse ; on n'y trouve pas d'ovules. La face interne de l'enveloppe conjonctive est encore en certains points tapissée de quelques cellules épithéliales. Entre les follicules, se montrent de nombreux amas de granulations d'hématosine, et tout à fait au voisinage de la surface libre, des agglomérations de granulations graisseuses, souvent renfermées dans de véritables vésicules.

TABLE DES MATIÈRES

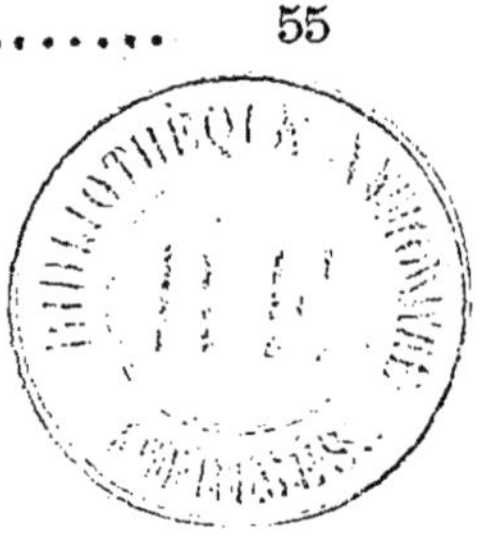

Paris. — A. PARENT, imprimeur de la Faculté de médecine, A. DAVY, successeur,
52, rue Madame et rue Monsieur-le-Prince, 11.

382